小治法大疗效速查手册

《健康大讲堂》编委会 ○ 主编

黑龙江出版集团
黑龙江科学技术出版社

用对小疗法　换来大健康

从古至今，健康长寿一直是人们追求的目标，但是随着社会压力加大、生活节奏加快、环境污染加剧，人们遭受的致病因素的威胁也随之增加，即使加以防护，还是难免会患上一些小病痛。这些生活中的小病痛、常见病运用一些简单、实用的中医小疗法就可以得到轻松缓解。

中医学是我国一门独特的医学体系，是几千年来人们预防、治疗疾病，保健、康复的重要方法，也是中国传统文化的重要组成部分。随着社会的进步、现代医学的发展，中医学仍然具有着不可取代的重要地位，人们在生病后也愿意去中医院、服用中药、运用中医疗法来治疗常见疾病。

常见的中医疗法有按摩、刮痧、拔罐、贴敷、艾灸、针灸、耳压、足疗、食疗等，中医疗法具有简单易行、疗效显著、无创伤、无痛、无副作用、安全可靠、治疗范围广泛等特点。按摩疗法就是根据病人的具体病情，利用按摩者的双手在体表相应的经络、穴位、痛点上使用肢体活动来防治疾病的一种方法。刮痧就是用手指或各种边缘光滑的工具，蘸上具有一定治疗作用的刮痧介质刮拭经络穴位使营卫之气得到充分疏通，局部微循环得到改善，从而达到疏通经络、调和阴阳、扶正祛邪的一种疗法。拔罐疗法，又称"火罐气""吸筒疗法"等，是一种以杯罐作工具，借助热力排去其中的空气以产生负压，使其吸着于穴位皮肤或者患处，通过吸拔和温热刺激等，造成人体局部发生瘀血现象的一种治疗方法。贴敷疗法是把药物研成细末，制成丸、膏、散等药剂贴敷在病症对应的穴位或者是阿是穴上，通过药物对穴位的刺激或是药物本身的药理作用，来达到恢复人体健康或治疗疾病的一种方法。艾灸疗法是一种用点燃的艾炷或艾条，在体表穴位上熏灼皮肤治疗疾病的一种方法。针灸疗法是把毫针按一定穴位刺入患者体内，用捻、提等手法来治疗疾病。耳压疗法是以毫针、皮内针、艾灸、激光照射等器具，通过对耳廓穴位的刺激以防治疾病的一种方法。足疗是在人的足部进行没有损伤的各种良性刺激，达到防病、治病的目的。食疗就是利用食物来影响身体各方面的功能，使其获得健康或者达到治病、防病目的的一种方法。

本书遵循中医学的理法方药，选取日常生活中人们容易患上的常见病，对疾病的病因病机、诊断依据、预防、治疗方法进行了系统的论述，还收集了简便易行、疗效明显的中医疗法，给大众在去医院、打针吃药的同时多了一种选择。在对疾病的论述中，编者力求做到符合中医的学术术语的规范，同时兼顾用通俗的语言来表达中医理论，我们希望读者通过阅读本书就可以轻松解决家庭常见病。

本书分为十章，前两章主要介绍中医的基础知识和九种安全可靠、疗效明显的中医疗法，第三章教你运用中医疗法解决生活中的常见小病痛，第四章到第十章重点介绍内科、外科、神经科、妇科、男科、五官科、儿科等各科疾病的中医疗法，每种病症都选择了最适用的中医疗法，都是简单易操作、在家即可进行的方法。本书在对症中医疗法部分不仅清楚地介绍了对症取穴知识，还用图文结合的方式介绍了中医疗法的操作步骤与方法，简明清晰、一看就懂。

另外，本书还运用了图解的编辑方法，把图、文、表有机结合起来，向读者展示中医疗法的过程、步骤以及对症取穴等，让读者能够一看就会，阅读之后即能在家实践操作。

由于编者水平所限，书中难免出现疏漏与不当之处，希望广大读者能够批评指正。

编者
2014.01

小治法大疗效速查手册

● 阅读导航

体质和饮食是人体健康的基础，《黄帝内经》中提出了体质、饮食与"五行"的对应关系。本书通过形象的图解，深入浅出地阐释了中医针对体质进行食疗养生的理念和方法，并以食谱和食材的介绍增强了本书的实用性。

标题
从这里开始我们的阅读旅程。

导语
总述这一节讲了什么。

精彩正文
简单易懂的文字，让你轻松读懂拔罐知识。

阅读导航

疾病名
标题是疾病名，从这里找到你想治的病。

精确取穴
最新国际标注穴位图，直观展现每个穴位的精确位置。

中医专家教你的小窍门
告诉你生病期间饮食起居的注意事项。

表格
根据疾病的不同，刮拭的时间、运板的方法、次数也有所不同。

小治法大疗效速查手册

Contents 目录

序　言　用对小疗法　换来大健康 / 002

阅读导航 / 4

第一章　中医疗法的基础知识

01　什么是中医 / 012
02　阴阳、五行是中医的根基 / 014
03　五脏六腑决定人体的健康 / 016
04　精、气、血、津液是人体的精华 / 018
05　经络穴位是中医的灵魂 / 020
06　人为什么会生病 / 022
07　远离致病的因素 / 024
08　望闻问切诊断病症 / 026
09　病症的辨证施治 / 028

望诊就是医生利用自己的眼睛去观察病人。望诊的内容很多，病人的精神、形态、面色、舌苔以及全身各部分出现的异常现象，都要通过望诊获得。

第二章　专家教你常用中医疗法

10　一看就懂的按摩疗法 / 032
11　实用的家庭刮痧疗法 / 036
12　轻松拔去病痛的拔罐疗法 / 038
13　安全简便的贴敷疗法 / 040
14　简单易行的艾灸疗法 / 042
15　疗效可靠的针灸疗法 / 044
16　没有不良反应的耳压疗法 / 046
17　最常应用的足疗法 / 048
18　健康自然的饮食疗法 / 052

切就是摸和按的意思，切诊也就是按脉和摸体表。切脉是中医诊断疾病的方法之一，对于诊断疾病起到了重要的作用。

第三章　常见小病痛的中医疗法

19　头痛 / 056
20　失眠 / 058
21　近视 / 060

22 牙痛 / 062
23 脂肪肝 / 064
24 皮肤瘙痒 / 066
25 缺铁性贫血 / 068
26 便秘 / 070

第四章 内科疾病的中医疗法

27 感冒 / 074
28 急性支气管炎 / 076
29 慢性支气管炎 / 078
30 肺炎 / 080
31 肺结核 / 082
32 黄疸 / 084
33 肝硬化 / 086
34 肝癌 / 088
35 胃炎 / 090
36 肾炎 / 092
37 尿路结石 / 094
38 高血压 / 096
39 低血压 / 098
40 冠心病 / 100
41 心绞痛 / 102
42 糖尿病 / 104
43 痛风 / 106
44 流行性乙型脑炎 / 108
45 病毒性肝炎 / 110
46 伤寒 / 112
47 痢疾 / 114

第五章 外科疾病的中医疗法

48 痈 / 118
49 丹毒 / 120

闻诊是通过诊察病人的声音、呼吸等各种响声及嗅病体发出的异常气味等来测知疾病性质的方法。

问诊应当直接问病人，如果病人是幼儿或者已经昏迷，则应当对了解病人病情的人进行咨询。

50 败血症 / 122
51 乳腺炎 / 124
52 乳腺增生 / 126
53 湿疹 / 128
54 荨麻疹 / 130
55 手足癣 / 132
56 皮炎 / 134
57 痤疮 / 136
58 斑秃 / 138
59 胆结石 / 140
60 胆囊炎 / 142
61 风湿 / 144
62 类风湿性关节炎 / 146
63 痔疮 / 148

针灸是把毫针按一定穴位刺入患者体内，用捻、提等手法来治疗疾病的一种方法。

第六章　神经系统疾病的中医疗法

64 脑出血 / 152
65 脑血栓 / 154
66 脑动脉硬化 / 156
67 癫痫 / 158
68 重症肌无力 / 160
69 坐骨神经痛 / 162

第七章　妇科疾病的中医疗法

70 痛经 / 166
71 月经不调 / 168
72 阴道炎 / 170
73 盆腔炎 / 172
74 子宫脱垂 / 174
75 子宫肌瘤 / 176
76 子宫内膜异位 / 178
77 更年期综合征 / 180
78 闭经 / 182

足疗是在人的足部进行没有损伤的各种良性刺激，达到防病、治病目的的一种方法。

79 带下 / 184

第八章　男科疾病的中医疗法

80 阳痿 / 188
81 早泄 / 190
82 遗精 / 192
83 前列腺炎 / 194
84 前列腺增生 / 196
85 男性不育 / 198

第九章　五官科疾病的中医疗法

86 中耳炎 / 202
87 沙眼 / 204
88 青光眼 / 206
89 白内障 / 208
90 慢性鼻炎 / 210
91 慢性咽喉炎 / 212
92 梅尼埃综合征 / 214
93 扁桃体炎 / 216
94 口腔溃疡 / 218

第十章　儿科疾病的中医疗法

95 小儿咳嗽 / 222
96 小儿腹泻 / 224
97 小儿厌食 / 226
98 小儿夜啼 / 228
99 小儿遗尿 / 230
100 小儿便秘 / 232
101 小儿疳积 / 234

附录一　人体十二经络 / 236
附录二　中医疗法常用特效穴位 / 250

艾灸就是把燃烧着的艾绒按一定穴位熏灼皮肤，利用热的刺激来治疗疾病的一种方法。

拔罐疗法是一种以杯、罐作工具，借助热力排去其中的空气以产生负压，使其吸着于穴位皮肤或者患处，通过吸拔和温热刺激等，造成人体局部发生瘀血现象的一种治疗方法。

第一章 中医疗法的基础知识

中医是中国传统医学，它承载着中国古代人民同疾病作斗争长期积累下来的知识和经验，是我国重要的民族文化遗产。中医学认为人是一个把心作为主宰，把五脏作为中心，通过经络联系在一起的一个有机整体，对五脏六腑、精气、经络的认识是中医学的核心和基础。

DIYIZHANG

- 什么是中医
  承载着古人与疾病作斗争的经验的传统医学
- 阴阳、五行是中医的根基
  阴阳与五行被古人赋予了重要的意义
- 五脏六腑决定人体健康
  五脏六腑是人体脏器的总称，藏精气而不泄
- 精、气、血、津液是人体的精华
  是构成人体和维持生命活动的基本物质
- 经络穴位是中医的灵魂
  遍布人体的网状有机结构
- 人为什么会生病
  打破脏腑和气血阴阳的平衡人就容易生病
- 远离致病因素
  要避免外界因素破坏人体相对平衡
- 望闻问切诊断病症
  诊断疾病的四种重要方法
- 病症的辨证施治
  分析病情后判断疾病性质，确定治疗的方法

本章看点

01 什么是中医

中医是中国传统医学，它承载着中国古代人民同疾病作斗争的知识和经验，是重要的民族文化遗产。中医理论形成于先秦两汉时期，《黄帝内经》《难经》《伤寒论》《神农本草经》是中医理论形成的标志。

中医以精气、阴阳、五行学说为哲学基础，把脏腑、经络的生理和病理作为理论基础，用整体观辨证施治作为理论体系特点。中医学认为人是一个把心作为主宰，把五脏作为中心，通过经络联系在一起的一个有机整体，对五脏六腑、精气、经络的认识是中医学的核心和基础。

人是自然界进化的产物，生活在自然之中，中医学认为人体通过内在的调节，与自然界保持着统一的关系，自然环境对人体和疾病的发生都产生着重要的影响，中医对疾病的诊治用药强调着人体内外因素的整体考虑，认为应该把疾病与四时气候、地方水土、生活习性、性格体质、年龄职业联系起来，运用望、闻、问、切的诊病方法，全面了解病情，在治疗疾病的时候，大多也会采取自然疗法，例如按摩、拔罐、刮痧等。

病因就是人体得病的原因，中医学认为人会生病与外感、内伤有关，注意致病因素性质和发病特点的观察。病机是疾病发生、发展、变化的机理，是疾病产生的本质。辨证就是把医生搜集到的资料分门别类进行系统的分析，对病症有更加深入的理性认识，中医学常用的辨证方法有八纲辨证、精气血津液辨证、阴阳辨证、外感辨证和脏腑辨证等。

中医学还十分重视养生和疾病的预防，养生就是保养生命的意思，养生可以使人长寿。顺应自然发展的规律、形神兼养是最佳的养生方式。另外中医学还强调以预防为主，重视未病先防，防重于治。对于已经发生的疾病，则注重扶正祛邪、标本兼治。

中医理论形成的基础

形成基础		
	理论渊源	秦汉时期百家争鸣,学术思想非常活跃,诸子百家对后世影响巨大的学术流派问世
	方法工具	阴阳学说、五行学说发展成熟,天文、历算、气象等自然学科也取得了巨大的进步
	实践基础	根据古籍的记载,古代的宫廷医生已经有了具体的分工,《山海经》中记载了38种疾病名称,100多种药物

中医形成的历史和标志

中医指中国传统医学,它承载着中国古代人民同疾病作斗争的知识和经验,是我国民族文化遗产。

中医学的历史

中医形成的标志

《黄帝内经》《难经》《伤寒论》《神农本草经》的问世标志着中医理论的确立。

02 阴阳、五行是中医的根基

古人常用阴阳来解释自然界中任何事物与现象内部所具有的对立、统一的两个方面，而五行是中国古代朴素辨证唯物主义的哲学思想之一。

● 阴阳

阴阳是事物对立统一的两个方面，并由两者之间相互联系、相互影响、相互制约、相互变化、相互转换而引发的事物从产生到发展、从发展到转变、从转变到衰退、从衰退到消亡的渐变过程。

阴阳之道主要体现在阴阳同体、阴阳对立、阴阳互根、阴阳消长和阴阳转化五个方面。在中医理论体系与实践应用的范围内，阴阳之道又被古人赋予了特殊的意义。在人体组织结构、生理功能、病理变化以及相关疾病的诊断与治疗等方面，阴阳之道都得以充分地参悟与应用，成为中医学说厚重的基石之一。

● 五行

五行学说中的"五行"即是指自然界中"木、火、土、金、水"这五类物质的运动变化及相互之间关系。简单来说，"五行"的基本规律就是相生与相克。相生即相互之间具有互相滋生、互相助长的关系，五行相生的次序是：木生火，火生土，土生金，金生水，水生木，无尽循环。相克就是具有相互制约、相互克服，相互阻抑的关系，五行相克的次序是：木克土，土克水，水克火，火克金，金克木，无尽循环。

在中医的理论与实践当中，"五行"更是被赋予了更丰富、更灵活、更生动的内涵。在人体脏腑结构以及其各个部位与外在环境的相互关系上，肺属金，肝属木，肾属水，心属火，脾属土，按照五行相生的规律来划分，即是肝（木）生心（火），心（火）生脾（土），脾（土）生肺（金），肺（金）生肾（水），肾（水）生肝（木），起滋生和促进作用；按照五行相克的规律来划分，则是肝（木）克脾（土），脾（土）克肾（水），肾（水）克心（火），心（火）克肺（金）、肺（金）克肝（木），起着制约和阻碍的作用；而其中"木"代表着生长、升发、舒畅，"火"代表着炎热的、向上、光明，"土"代表生化、承载、受纳，"金"代表沉降、肃杀、收敛，"水"代表着寒冷的、向下、滋润。

阴阳与五行

阴阳学说是中医学的指导思想和理论根基，五行学说是中医的纲领，构建了中医的理论框架，中医利用五行学说来分析和归纳了人的形体特征和结构功能，以及人与环境的关系。

阴阳学说在中医学中的应用

根据五行原理治疗五脏疾病

运用五行学说指导五脏疾病的治疗，可以控制疾病的传变，确定疾病的治疗原则，指导脏腑的用药和针刺取穴等。

03 五脏六腑决定人体的健康

> 脏腑是人体内脏器官的统称，人们经常把人体的内脏器官归结为"五脏六腑"，其中"五脏"即是心、肝、脾、肺、肾，"六腑"则为胃、胆、大肠、小肠、膀胱和三焦。

所谓五脏，它们的功能特点是藏精气而不泄，所以应保持精气的盈满；所谓六腑，它们的功能特点则是消化食物和传输排泄糟粕。中医常将人体的"五脏六腑"与经络、气血、津液等统一起来，从而为补益、健体、祛疾等方面的理论、诊断、调理、治疗的建立与开展提供借鉴与参照。

其中，心主管血脉与精神意识思维活动，有着统率协调全身各脏腑功能活动的作用；肺主管皮肤与人体一身之气，协助心脏调节全身的功能活动；肝主管藏血、筋腱与疏泄，有着调节情志、促进人体消化与吸收的功效；脾主管肌肉，并与胃共管接受、消化饮食，转化为营养物质供给人体；肾主管骨骼、生殖与人体生长发育，其所藏之精能够生骨髓而滋养骨骼，起到保持人体精力充沛、强壮矫健的功效；主管决断的胆通过所藏胆汁的排泄，能够起到促进食物消化的作用；小肠主管接受胃中来的饮食，对饮食进行再消化吸收，并将水液和糟粕分开；相当于传输通道的大肠主管传导糟粕；作为人体全身水液汇聚的地方，膀胱主管多余水液的排出；三焦主管疏通水液，使全身的水道通畅。

此外，中医中还有"奇恒之腑"与"传化之腑"的说法，其中脑、髓、骨、脉、胆、胞宫以蓄藏阴精为特性，如同大地承载万物一样，宜蓄藏而不妄泄，名叫"奇恒之腑"；胃、大肠、小肠、三焦、膀胱像天体一样运转不息，所以泄而不藏，以传导排泄为特性，故名为"传化之腑"。

中医认为人体五脏各有所藏，心藏神、肺藏魄、肝藏魂、脾藏意、肾藏志。人体内脏腑功能的活动情况也能够逐渐从人的体表反映出来。具体来说，就是心的荣华反映在面部，其功能是充实和温煦血脉，心气旺盛则面色荣润；肝的荣华反映在爪甲，肝血充足则爪甲坚润，筋柔韧有力；脾的荣华反映在口唇四周，其味甘，其色黄；肺的荣华反映在毫毛，肺气旺盛则皮肤毫毛健康润泽；肾的荣华反映在头发，肾气旺盛则头发光泽，骨骼坚韧。而通过对人体生理、病理现象的观察，研究人体各个脏腑的生理功能、病理变化就成为中医理论中的藏象学说，"藏"同"脏"，指藏于体内的脏器，"象"则有表现于外的生理、病理现象之意。

五脏六腑

五脏即心、肝、脾、肺、肾；六腑即胆、小肠、胃、大肠、膀胱、三焦。它们之间互为表里各有所主，并与五行相对应，中医经常依据五行生克关系来诊断和治疗疾病。

六腑之间的关系

六腑在病理上的相互影响：
- 胃有实热，消耗津液，会导致大便燥结
- 大便燥结，胃失和降导致恶心呕吐
- 肝胆火旺也会导致胃失和降而致恶心呕吐
- 脾胃湿热，熏蒸肝胆导致胆汁外溢发为黄疸

04 精、气、血、津液是人体的精华

中医认为气是构成人体和维持人体生命活动、具有活力的精微物质，是生命的基础。而精指禀受于父母的生命物质与后天水谷精微融合而成的一种有形的精微物质，是生命的本原，是构成人体和维持人体生命活动的最基本物质。

从广义的角度来讲，精包括血、津液、骨髓以及水谷精微等一切有形的精微物质；从狭义的角度来讲，精是指具有繁衍后代的生殖之精。

血是运行于脉中，循环流注全身，富有营养和滋润作用的红色液体，也是构成人体和维持人体生命活动的基本物质之一，对人体有濡养、运载养分的作用。

津液是人体一切水液的总称，包括脏腑组织的内在体液及正常的分泌物，例如胃液、眼泪等，在人体内除了血液之外的正常液体都属于津液。津液既是组成人体的基本物质，也是维持人体生命活动的重要物质。津液主要有滋润、营养的作用，可以化生血液、运载营养物质，也可以调节阴阳。

人体内的精、气、血、津液在性状、功能和分布上虽然各有不同的功能和特点，但是它们都是构成人体和维持人体生命活动的基本物质，都依赖脾胃化生水谷精微的不断补充，在脏腑的功能活动和精神的主导下，有着互相依存、互相促进、互相转化的紧密联系。

精能化气，气也能生精，藏在肾中的精可以化生元气，精足人体的气就会充盛，而精的化生也依赖于气的充盛。精与血之间是互相滋生、互相转化的关系，精与血都来源于水谷，经过脏腑的一系列生理活动而生成，也被称为"精血同源"。精是化生血液的重要物质，包括水谷之精和肾精，而精与津液都来源于水谷，从脾胃中生成。气与血也有十分密切的关系，气能生血、行血、摄血，血能化气、载气。气属阳，津液属阴，这是气和津液在属性上的区别，但是两者都来源于脾胃运化的水谷之精，在生成和输布的过程中关系十分密切。津液的代谢离不开气的升降运动，而气在体内存在，既依附于血，也依附于津液，所以津液也是气的载体。

精、气、血、津液的关系

人体内的精、气、血、津液都是构成人体和维持人体生命活动的基本物质，都依赖脾胃化水谷生精微的不断补充，在脏腑的功能活动和精神的主导下，有着互相依存、互相促进、互相转化的紧密联系。

气与血的关系

气与血也有十分密切的关系，可以用"气为血之帅，血为气之母"来概括。

```
              气与血的关系
              ┌─────┴─────┐
气为血之帅,气能生血、行血、摄血,营    血为气之母,血能养气、载气,就是说
气参与血液生成,气化是产生血液的动力,   血不断地为气的生成和功能活动提供营养。
气可以推动血的运行,脾能统血,肝能藏血   血具有运载水谷精气的功能
```

气与津液的关系

气属阳，津液属阴，这是气和津液在属性上的区别，但是两者都是脾胃运化的水谷之精，在生成和输布的过程中关系十分密切。

```
                  气能生津、化津、摄津,气是津液生成的主要物质和动力,气的
                  运动是津液输布排泄的动力,气的固摄作用可以控制津液的排泄
气与津液的关系 ─┤
                  津可以化气、载气,津液是气在体内运行的载体,津液在脏腑
                  阳气的温化作用下可以化生为气
```

血与津液的关系

血和津液都是液态的阴性物质，都有营养和滋润的作用，二者的关系十分密切。

05 经络穴位是中医的灵魂

> 作为人体组织结构的重要部分，经络系统就如同遍布人体全身的网状有机结构，在主管着气血运行、脏腑关联的同时，反应着脏腑内部的变化。

经络穴位是中医诊断病症、治病祛疾的重要内容；而潜藏于人体体表浅层部位，神经反应与传输都相对异常敏感的穴位（也有穴道、腧穴之称），更掌管着气血的输注与进出，将血管、淋巴管、肌肉组织、神经系统紧密地联系在一起，对外显露病痛，对内引导治疗……这些人体表面看不见的点与线，纵横交错、星罗棋布，共同承载着人体生命的延续与健康的维持。

人体经络是由经脉与络脉共同组成，前者是人体经络循行的主要路径，后者则是前者斜出的旁支。除去统属于脏腑的十二经脉、奇经八脉，还有十二经别（即十二经脉的别行深入体腔的支脉）、十二经筋（即十二经脉的外周连属部分）、十二皮部（即十二经脉功能在体表分布反射区域）、十五络脉（即十二经脉、督任二脉各分出的斜行支脉，加入脾之大络共计十五条络脉）以及其他众多细小的络脉分支。

我国的古代先哲将万事万物划分为阴和阳，根据阴分和阳分的多少又将阴阳各分为三，即少阳、阳明、太阳；少阴、厥阴、太阴六种，太阳和少阳两阳合明为"阳明"，太阴和少阴两阴交尽即"厥阴"。而这种"三阴三阳的划分"在古人十二经脉的命名中体现得尤为明显，具体为手太阴肺经、手阳明大肠经、足阳明胃经、足太阴脾经、手少阴心经、手太阳小肠经、足太阳膀胱经、足少阴肾经、手厥阴心包经、手少阳三焦经、足少阳胆经、足厥阴肝经，合称"十二经脉"。其中，与五脏相连，循行于肢体内侧的经脉即为阴经；与六腑相系，循行于肢体外侧的经脉则为阳经。而别道奇行，不直接统属于脏腑的督脉、任脉、冲脉、带脉、阳跷脉、阴跷脉、阳维脉、阴维脉八条经脉则被合称为"奇经八脉"。

人体周身共有409处穴位，其中五脏六腑所循行的十二条经络又被称为"正经"，加之督任二脉共十四条经络上所排列的361个穴位，也被称为"正穴"。北宋年间，宋仁宗诏命翰林医官王惟一所造的北宋针灸铜人，其高度与正常成年人相近，胸背前后两面可以开合，体内雕有脏腑器官，铜人表面镂有364个人体穴位，穴旁刻题穴名。考察人员或腧穴教学演示时，以黄蜡封涂在铜人外表的孔穴之上，铜人内部注满清水，如果人们技艺精湛、取穴熟练，则针入水出，反之则针刺不入。

经络系统

人体的经络系统主要包括十二经脉、奇经八脉、十五别络,以及从十二经脉分出的十二经别。

第一章 中医疗法的基础知识

十二经脉表里相合关系

	阴经 (属脏络腑)	阳经 (属腑络脏)	循行部位 (阴经行于内侧,阳经行于外侧)	
手	太阴肺经 厥阴心包经 少阴心经	阳明大肠经 少阳三焦经 太阳小肠经	上肢	前缘 中线 后缘
足	太阴脾经 厥阴肝经 少阴肾经	阳明胃经 少阳胆经 太阳膀胱经	下肢	前缘 中线 后缘

06 人为什么会生病

> 病机就是疾病发生、发展变化的机理，研究的是疾病发生和人体病理反应的过程和规律。

人体的脏腑和气血阴阳处于平衡的状态才能和自然保持协调统一，人体才能处于健康状态，人体在致病因素的影响下，正气与致病邪气之间进行斗争，导致人体的平衡被破坏，人体的气、血、津液、精气的损耗与代谢失常，影响到人的生理功能，也就是产生了疾病。

正气不足是疾病发生的根本原因，中医十分重视人体的正气，强调正气在人体发病过程中的主导作用，如果人体的正气充足，邪气就难以侵犯人体，或者虽然有邪气侵犯，但是人体的正气能抵抗外邪而不会生病。邪气是疾病产生的条件，在正气不足的前提下，人体就会受到邪气的伤害而生病。

疾病的发生与人体内外环境有着密切的关系，内部环境指的就是人体内部的差异，包括体质特点、精神状态等；外部环境是指人生活、工作的环境，包括气候变化、地域特点、工作环境、居住环境等，人体的内部环境决定人体正气的强弱，外部环境关系到病邪的形成，可以干扰人体的正气而导致疾病的发生。

人体在致病因素的作用下会生病，主要有邪正盛衰、阴阳失调、气血津液失常、内生五邪等几种基本病机，疾病的病机十分复杂，每种疾病、每种症候、每一症状都有自己形成的原理。

疾病从产生、发展到结束是一个动态的变化过程，在这个过程中疾病也会发生传变，就是病变部位在脏腑之间传递转移，以及疾病性质的转化和改变，疾病的传变有两种形式：一是病变部位的传变；一是疾病性质的传变。

疾病经过一段时间的发展变化所产生的结果，主要取决于正邪双方的消长盛衰变化，结果一般有痊愈、死亡、迁延、后遗等几种。中医的目的就是要让疾病向痊愈的方面发展，并且尽量不要留下后遗症。

疾病产生的原理

疾病的发生

人体在一定的致病因素下，正气与致病邪气之间的斗争，导致人体的平衡被破坏，人体的气、血、津液、精气的损耗与代谢失常，影响到人的生理功能，也就是产生了疾病。

人体生病的原因

- 正气不足是疾病产生的内在原因。人体的正气充足，邪气就难以侵犯人体
- 邪气是人体发病的重要条件。邪气是致病的因素，会损伤人体
- 正邪斗争的结果决定人是否会生病。正气胜则人体健康，邪气胜人就会生病

人体疾病的传变

疾病位置的传变

- 传变的含义：在疾病的发展变化过程中，病变的部位会发生相对转移和变化
- 传变的形式：
  - 表里出入：病邪由表入里，人体正气不足，邪气从皮毛进入经脉，最后进入脏腑中
  - 外感疾病传变：外感疾病能经由六经、卫气营血和三焦传变
  - 内伤疾病传变：内伤疾病能在脏腑之间传变

影响疾病传变的因素

影响疾病传变的因素有：病邪的性质，人的体质，生活的地域、气候的不同，生活习惯，治疗方法。

第一章 中医疗法的基础知识

07 远离致病的因素

> 病因就是致病的因素，也叫做病邪，是指能破坏人体相对平衡而导致疾病的原因。

生病的原因有很多，包括七情内伤、饮食失宜、劳逸过度和先天因素等，把这些致病因素分类，可以归为外感、内伤、病理产物和其他病因等四种。

外感病因是指来自外界，从皮毛肌肤或者是口鼻等体表部位侵入人体，引起的外感疾病的致病因素，也被称为外邪。外感疾病大多发病急，表现为恶寒发热、全身不适等症状，外感的病因包括六淫、疫气等。

内伤病因是指人体的体质、饮食、劳逸等不正常导致气、血、津液失调而使人体生病，内伤与外感是相对来说的，区别就是邪气的来源和侵犯途径，内伤的致病因素包括七情内伤、饮食失宜、劳逸失度等。

病理产物致病是指继发于其他病理过程而产生的致病因素，也叫作继发性病因。人的身体在受到致病因素的影响之后，会产生痰饮、瘀血、结石等病理产物，这些病理产物一旦产生就会引发机体更加复杂的病理变化，成为新的致病因素，病理产物致病因素具有既是病理产物，也是致病因素的双重特点。

除了上述三种致病因素之外，还有外伤、寄生虫、先天因素等其他致病因素。

正是这些致病因素导致人体生病，所以人们就要在日常生活中注意养生，避免生病。中医研究人的生命规律以及各种养生保健方法，注重保养身体、增强体质、预防疾病、增进健康。

中医养生的主要方法有以下几种：顺时摄养、调摄精神、起居调摄、饮食调养和运动锻炼。

病因病机

病因就是致病的因素，是破坏人体阴阳相对平衡状态而引起疾病的原因；病机是指疾病发生、发展、变化及其结局的机理。

病因

中医病因
1. 六淫
2. 七情
3. 疠气
4. 饮食
5. 劳逸
6. 痰饮
7. 瘀血
8. 结石
9. 外伤
10. 寄生虫
11. 药邪
12. 先天因素

西医病因
1. 生物原因：如病毒感染等
2. 物理原因：如辐射等
3. 化学原因：如中毒等
4. 营养原因：如营养不良等
5. 精神原因：如抑郁等
6. 遗传原因：如遗传病等

病机

邪正盛衰
1. 邪正盛衰与病邪出入
2. 邪正盛衰与虚实变化
3. 邪正盛衰与疾病转归

阴阳失调
1. 阴阳偏盛
2. 阴阳偏衰
3. 阴阳互损
4. 阴阳格拒
5. 阴阳亡失

基本病机

精气血津液失常
1. 精的失常
2. 气的失常
3. 血的失常
4. 津液代谢的失常
5. 精气血津液关系失常

内生五邪
1. 风气内动
2. 寒从中生
3. 湿浊内生
4. 津伤化燥
5. 火热内生

第一章 中医疗法的基础知识

08 望闻问切诊断病症

中国的传统医学常把人体所患疾病的缘由归结于人体自身正邪二气相互抗衡、相互作用后而产生的结果。

"正气"是指人体自身所具有的抵御外部疾病侵袭的能力，而"邪气"则是指所有能够引发疾病的相关因素，当正气充足时，人体抵御外部疾病的能力就强，很难生病；而正气不足时，人体抵御外部疾病的能力就弱，就很容易生病了。

对于已患病的人们来说，进行传统的中医诊断首先要通过望、闻、问、切四种方法了解患者的病情，再根据不同的病情结合中医的基本理论综合分析和判断，进而确定疾病的诊治方法，这也就是千百年来中医诊断所依循的"四诊合参"。其中，望诊是医生利用自己的眼睛去观察病人的精神、形态、面色、舌苔以及全身各部分出现的异常现象；闻诊是通过观察病人的呼吸、声音等各种响声及嗅病体发出的异常气味、排出物气味等来测知疾病的性质；问诊是医生通过与患者或熟知患者病情的人询问、交流，了解患者的症状、发病经过、既往病史、饮食口味、睡眠起居、大小便、月经等相关情况；切诊就是医生对患者通过手指切按脉搏、触摸体表的方式，进一步了解其病情与相关症状，从而更准确、更切实、更全面地做出诊断。

而所谓的"八纲辨证"则是中医在了解病情与症状之后，分析症状、确定病症类别的方法，主要有虚、实、寒、热、表、里、阴、阳八个分类。其中，虚实的概念是在传统中医中的"正邪"理论基础上形成的，凡正气不足，抗病能力弱的都称为虚证，治疗以扶正、补益为主；凡病邪炽盛，人体抗病力强的称为实证，治疗以祛邪为主。寒热多为人体机能衰退的症候，人体机能低下由寒邪所引起的症候为寒证，常用回阳、温中、散寒等治疗方法，而人体抵御外邪所表现出机能亢盛的症候则为热证，常用清热、凉血、泻火、解毒等治疗方法。表里主要阐明疾病所在部位的深浅，凡病在人体肌肤、经络等相对较浅部位的，都属于表证的范围，而病在脏腑等相对较深部位的则属于里证的范围，根据情况采用解表、疏通经络等不同的治疗方法。阴阳的判定较为复杂，阳证，即一般所称的表证、热证、实证以及外科疮疡，局部红肿热痛，脓液稠厚发臭等；阴证，即一般所称的里证、寒证、虚证以及外科疮疡，局部不红不热不痛，脓液稀薄等。

在中医诊断疾病的过程中，要根据八纲辨证，结合患者的病因与实际情况，全面地进行分析与判断。

中医诊断的方法

中医四诊

望诊就是医生利用自己的眼睛去观察病人。望诊的内容很多，病人的精神、形态、面色、舌苔以及全身各部分出现的异常现象，都要通过望诊获得。

闻诊是通过观察病人的声音、呼吸等各种响声及嗅病体发出的异常气味等来测知疾病的性质的方法。

问诊应当直接问病人，如果病人是幼儿或者已经昏迷，则应当对了解病人病情的人进行询问。

切就是摸和按的意思，切诊包括脉诊和按诊。切脉是中医诊断疾病的方法之一，对于诊断疾病起到了重要的作用。

望 闻 问 切

什么是八纲辨证

根据病情资料，运用八纲进行综合分析，从而辨别疾病现阶段病变部位的浅深、性质的寒热、正邪斗争的盛衰和病症类别的阴阳，以作为辨证纲领的方法。

- 表里 —— 病变部位
- 病情性质 —— 寒热
- 虚实 —— 正邪斗争
- 病症类别 —— 阴阳

第一章 中医疗法的基础知识

09 病症的辨证施治

> 辨证施治是对病情进行分析、推理、判断、综合,从而得出疾病的原因、部位、性质,确定治疗的方法。

辨证就是在中医理论的指导下,将四诊搜集的各种症状、体征等资料进行综合分析。除了上节中提到的八纲辨证另外还有气血津液辨证、脏腑辨证、以及外感疾病辩证等。

气血精液阴阳病辨证主要运用于内伤疾病,气、血、精液、阴阳是构成人体和维持人体生命活动的物质基础,它的生成和作用离不开脏腑的生理功能,而脏腑的生理功能也依赖于气、血、津液的推动和滋养,所以气血津液的病变与脏腑病变密切相关。

脏腑辨证是运用脏腑经络、气血津液以及病因的相关理论,分析四诊所搜集的症状、体征等资料,用来辨明疾病所在的脏腑部位、病因、性质以及正邪盛衰的一种辨证方法。脏腑辨证主要用于内伤杂病的辨证,是疾病诊断的基础。

外感疾病是指人体感受外邪而引起的一类疾病,外感疾病一般都具有一定的致病因素,并且有流行性、季节性、地域性的特点,甚至有些外感疾病还有传染性,例如曾经流行过的"非典",外感疾病的病程具有明显的阶段性的特点,外感疾病的辨证方法主要有六经辨证、卫气营血辨证、三焦辨证等方法。

辨证施治的主要要点包括:辨别疾病的部位、辨别疾病的性质、辨别疾病的"病邪"等方面。

疾病总是发生在人体的某一部位,如在气、在血,或在某一脏腑。一定部位的疾病也都表现出一定的症候。脏腑辨证就是通过分析症候,辨别疾病在人体哪一部位。

八纲中的表里是指疾病部位的浅深,虚实是指邪正盛衰,寒热是指疾病的属性,阴阳是指疾病的类别。八纲辨证必须通过"病邪辨证"与"脏腑气血辨证"后才能对疾病做出正确的判断。

一切破坏人体正常功能、引起疾病的因素,不管是从体外侵入的还是体内生成的都叫作"病邪"。风、寒、湿、痰、热、暑、燥、虫等,都是病邪。每种病邪都能致病,并且都有一定的症候。

辨别疾病的性质

所谓八纲，就是表、里、寒、热、虚、实、阴、阳八个辨证的纲领。

虚实

虚实的概念是在中医学中"邪正"理论的基础上形成的。凡是正气不足，抗病力弱的，都称为虚证。

- **虚实辨证**
  - 虚证的症状：神疲乏力，自汗，盗汗，心悸，耳鸣，声音低微，气短，面色无光，久泄，食物不化，腰酸遗精等。脉象细小无力，舌质淡或红，少苔
  - 实证的症状：腹胀胸满，喘逆气粗，胁腹痞块，疼痛拒按，大便秘结或腹痛下痢，小便不通，少腹胀满等。脉象弦实有力，舌苔厚腻

寒热

寒证多为人体机能衰退的症候；热证多为人体机能亢盛的症候。热证的治疗用清热、凉血、泻火、解毒等方法，寒证的治疗用回阳、温中、散寒等方法。

- **寒热辨证**
  - 寒证的症状：面色苍白，恶寒，蜷卧，腹脘疼痛，大便稀薄，小便清长，四肢不温等。脉沉细或迟或弦紧，舌苔白润
  - 热证的症状：面红，目赤，身热不恶寒，烦躁，口干喜饮，大便秘结，小便黄赤等。脉数有力，舌质红，苔黄腻干燥

表里

凡病在人体的肌肤、经络的，都属于表证的范围；病在脏腑的，都属于里证的范围。

- **表里辨证**
  - 表证的症状：怕冷，发热，头痛，身痛，鼻塞，四肢关节酸痛等。脉象浮，舌苔薄白
  - 里证的症状：发热，烦躁，口渴，胸闷呕吐，胁痛腹痛，便秘或泄泻等。脉滑数或沉弦，舌苔腻

阴阳

阴阳是八纲中的总纲，是辨别疾病属性的两个纲领。

- **阴阳辨证**
  - 阳证，即一般所称的表证、热证、实证以及外科疮疡，局部红肿热痛，脓液稠厚发臭等
  - 阴证，即一般所称的里证、寒证、虚证以及外科疮疡，局部不红不热不痛，脓液稀薄等

第一章 中医疗法的基础知识

八纲辨证源流表

时代	作者、著作	贡献
先秦	《黄帝内经》	八纲还没有正式确立，但是已有这方面内容
汉代	张仲景《伤寒杂病论》	在实践过程中应用了八纲的内容
明代	很多医家	提出了八纲的概念和内容
近代	祝菊味	正式提出八纲名称

第二章

专家教你常用中医疗法

中国人在数千年的医疗实践中创造了许多宝贵的保健、治病方法，这些疗法大多操作简单、安全可靠、无创伤，在家就可以实施操作。常见中医疗法有按摩、刮痧、拔罐、贴敷、艾灸、针灸、耳压、足疗、食疗等疗法。

DIERZHANG

- 一看就懂的按摩疗法
  简单自然的物理疗法，随时可以操作
- 实用的家庭刮痧疗法
  简便易学、取材方便、操作简单
- 轻松拔去病痛的拔罐疗法
  平衡阴阳、疏通经络气血、祛湿散寒
- 安全简便的贴敷疗法
  通过外敷来治病，避免药物刺激胃肠
- 简单易行的艾灸疗法
  能达到防病治病、长寿保健的作用
- 疗效可靠的针灸疗法
  古代常用的治疗方法之一
- 没有副作用的耳压疗法
  操作简便、一学就会、疗效显著
- 最常应用的足疗法
  通过对足部的良性刺激，达到防病、治病的目的

本章看点

10 一看就懂的按摩疗法

> 按摩是一种自然的物理疗法，它是根据病人的具体病情，利用按摩者的双手在体表相应的经络、穴位、痛点上，使用肢体活动来防治疾病的一种方法。

按摩能调节机体的平衡和神经功能，改善血液循环，促进炎症的消退和水肿的吸收，整骨理筋，解痉止痛，润滑关节，松解粘连，提高机体的抗病能力。随着人类社会的进步和人们生活水平的提高，对无损伤、无副作用的自然疗法需求与日俱增，按摩疗法已受到人们的高度重视。而且，按摩疗法简便易学，不受场地的限制，无需特殊的器械设备，疗效显著、安全可靠、经济实惠，运用得当便可获得事半功倍的效果。因此，越来越多的人用这种方式来治病强身。

中国的按摩疗法早在原始社会就已经出现了。在黄帝时期，一个叫俞跗的人在祖先经验的基础上，总结出了"古代按摩八法"，其中一些手法具有很好的美容保健作用。

两千多年前问世的《黄帝内经》是我国现存最早的一部医学文献中的总结性著作，这本书对自我保健与美容理论核心的"精、气、神"学说作了系统精辟的论述，它不仅为按摩治病奠定了理论基础，也为自身保健、美容按摩技术的普遍应用奠定了理论基础。

在秦汉时期，按摩常用来治疗"筋脉不通""肢体麻痹不仁""肌肉坚紧"及"寒气容于肠胃之间，膜原之下"等证。《汉书·艺文志》载有《黄帝歧伯按摩十卷》，此书可能是我国第一部按摩专著。可见利用按摩来治疗疾病在古代已颇为盛行。如三国时期名医华佗发明的五禽戏，还具有防病治病、健身美容的作用。

隋代巢元方等人编著有《诸病源候论》，这本书也介绍了许多保健、美容方法。如"摩手掌令热以摩面，从上下二七为止，去肝气，令面有光。有摩手令热，令热从体上下，名曰干浴，令人胜风寒时气，寒热头痛，百病皆愈。"这段话生动而准确地描述了脸部、全身的按摩方法和效果。

按摩不仅在中国历史悠久，在古希腊和古罗马，人们也把按摩作为治疗多种疾病的手段。在科学发展日新月异的今天，按摩的独特功效同样大放异彩，深受各国人民的欢迎和喜爱。

一学就会的按摩手法

按摩手法是按摩的手段。按摩时,手法的熟练程度及正确与否对按摩疗效起着至关重要的作用。

推法

以指、掌、拳或肘部着力于身体体表治疗部位上,进行单方向的直线或弧形推动的方法,称为推法。

拿法

拿法是用大拇指与食指、中指或大拇指与其他四指相对用力,呈钳形,持续而有节奏地提捏或捏揉肌肤。

摩法

指摩法

食指、中指、无名指相并,指面附着于特定部位按顺时针或逆时针环转运动。

掌摩法

用手掌掌面附着于施术部位,做有节律的环形摩动。

按法

指按法

用拇指、食指、中指的指端或螺纹面垂直向特定部位按压。

掌按法

用手掌根部着力向下按压,可用单掌按或双掌按,亦可双手重叠按压。

肘按法

将肘关节弯曲,用突出的尺骨鹰嘴着力按压特定部位。

捏法

用拇指和其他手指对合用力,均匀地捏拿皮肉,称为捏法。

两指捏法
用拇指指腹和中指中节桡侧面相对用力,将肌肉提起做一捏一放动作。

三指捏法
用拇指指面顶住皮肤,食指和中指在前按压,三指同时用力提拿肌肤,双手交替向前移动。

揉法

揉法是常用按摩手法,是用手掌大鱼际或掌根、全掌、手指螺纹面部分着力于体表施术部位上,做轻柔和缓的回旋揉动。

指揉法
用拇指、食指、中指的指端或螺纹面垂直向特定部位按压。

掌揉法
用手掌大鱼际或掌根着力于施术部位做轻柔缓和的揉动。

点法

用指端或屈曲的指间关节部着力,持续点压,刺激患者的某些穴位,称为点法。

拇指点
用拇指指端按压体表穴位。

屈指点
包括屈拇指点和屈食指点法。即弯曲手指时,用拇指指间关节桡侧或食指近侧指间关节点压施术部位。

击法

用拳背、掌根、掌侧小鱼际、指尖或桑枝棒打击身体一定部位或穴位。

指击法

用手指末端着力击打。

拳击法

手握空拳，用拳背或小鱼际侧击打，称为拳击法，又称捶打。

小鱼际击法

手掌伸直，用单手或双手小鱼际着力击打。

掌击法

手指自然松开，用掌根部击打，称为掌击法。

摇法

用双手分别握住患者关节，在关节的生理活动范围内，使关节做前后屈伸、左右屈伸或环转摇晃等被动动作，叫作摇法。

摇颈法

用一手扶住患者头顶，另一手托住其下颌，左右适度环转摇动。

摇肩法

用一手扶住患者肩部，另一手握住其手腕部或托住其肘部，做环转活动。

11 实用的家庭刮痧疗法

> 刮痧疗法是常用中医疗法之一，也是中医疗法的重要组成部分，具有简便易学、取材方便、操作简单、安全无副作用、疗效显著等特点。

刮痧疗法在民间广为流传，深受大众的喜爱，特别是在当今医疗费用居高不下，养生越来越受到关注的情况下，越来越多的家庭开始采用这种手法进行自我保健和养生。

"痧"一方面是指病邪的痧，这里是泛指由于邪气侵入人体，孔窍闭塞、经脉阻塞、气血凝滞、壅盛实热而产生的各种头晕头痛、耳热倦怠、胸口气闷、四肢乏力、上吐下泻等症。另一方面，"痧"也是病症的表现。这类疾病的表现多是体表出现各种红紫、紫黑的痧点或痧斑。这些大多是邪气闭阻不能外达的表现，能够用来帮助诊断和治疗。

刮痧的源头可追溯到旧石器时代。远古时期，当人们患病时，不经意地用手或石片在身上抚摩、捶打，有时竟然使病情得到缓解。时间一长，自然形成了砭石治病法，这也就是"刮痧"的雏形。刮痧在古代又称"刮治"，到清代被命名为"刮痧"，然后一直沿用至今。

明代医学家张凤逵认为，毒邪由皮毛而入就会阻塞人体脉络，阻塞气血，使气血不畅；毒邪由口鼻吸入也会阻塞络脉，使络脉的气血不通。这种情况就可以运用刮痧疗法，将刮痧器具在经络穴位上进行刮拭，直到皮下出血，通过发汗使汗孔张开，痧毒就这样被排出体外，从而达到治愈疾病的目的。

简单地说，刮痧就是用手指或各种边缘光滑的工具，蘸上具有一定治疗作用的刮痧介质，在人体表面特定部位反复进行刮拭，使皮肤表面出现瘀血点、瘀血斑或点状出血，这就是所谓的"出痧"。

刮痧疗法的作用

刮痧的功效

- 从中医的角度讲，刮痧有以下功效：能够调理气血运行，改善脏腑功能，具有活血化瘀、舒筋通络、开窍醒脑、解表祛邪、行气止痛等作用
- 从西医的角度讲，刮痧是通过刮拭一定部位来刺激皮下毛细血管和神经末梢，促使中枢神经系统产生兴奋，以此来发挥系统的调节功能。刮痧通过刺激局部毛细血管使其扩张，加强循环血流量，增强人体的抗病能力

◎ 小治法大疗效速查手册

刮痧的作用和适用症

刮痧的作用

刮痧疗法是常见实用疗法之一，也是中医学的重要组成部分，具有简便易学、取材方便、操作简单、安全无副作用、疗效显著等特点，在民间广为流传。

刮痧的五大作用

镇痛作用 刮痧对各种疼痛都有良好的治疗效果，具有见效快、作用持久、不用担心产生药物依赖、无副作用的特点

活血化瘀 刮拭局部可以调节局部肌肉的收缩和舒张，促进刮拭组织周围的血液循环，起到活血化瘀、去瘀生新的作用

调整阴阳 通过腧穴配伍和一定的手法来实现对人体平衡阴阳的治疗作用，使机体恢复其正常的生理功能

发汗解表 刮拭皮肤表面，使皮肤出现充血，邪气就可以从开泄的腠理中泄出

美容排毒 在面部进行刮痧，可以使体内所瘀积的血液、秽浊之气得到宣泄，能起到美容效果

刮痧的适应证与禁忌证

刮痧疗法的治疗范围非常广泛，但是，刮痧疗法也不是万能的，有些病症是不宜进行刮痧的。临床实践已经证明，针灸、按摩疗法适用的病症大都可以用刮痧疗法进行治疗。

刮痧的适应证

- **内科病症** 感冒发热、咳嗽、呕吐、肺部感染、哮喘、心脑血管疾病等病症
- **外科病症** 急性扭伤、腰椎间盘突出症、足跟痛、脉管炎、毛囊炎等病症
- **儿科病症** 营养不良、食欲不振、生长发育迟缓、腹泻、遗尿等病症。
- **五官科病症** 牙痛、鼻炎、鼻窦炎、咽喉肿痛、视力减退、耳聋、耳鸣等病症
- **妇科病症** 痛经、闭经、月经不调、乳腺增生等病症
- **保健** 预防疾病、病后恢复、强身健体、减肥、美容等

刮痧的禁忌证

- **禁刮病症** 白血病、血小板减少、严重贫血、皮肤高度过敏、破伤风等病症
- **禁刮人群** 久病年老的人、极度虚弱的人、极度消瘦的人等
- **禁刮部位** 皮肤上破损溃疡、疮头、未愈合的伤口、韧带及肌腱急性损伤部位等
- **禁刮情况** 醉酒、过饥、过饱、过渴、过度疲劳等

第二章 专家教你常用中医疗法

12 轻松拔去病痛的拔罐疗法

> 拔罐疗法，又称"火罐气""吸筒疗法"等，是一种以杯罐作工具，借助热力排去其中的空气以产生负压，使其吸着于穴位皮肤或者患处，通过吸拔和温热刺激等，造成人体局部发生瘀血现象的一种治疗方法。

中医认为，拔罐之所以可以祛病强身，总的来说是因为拔罐可以调节人体功能使之正常运行。具体来说，中医所认为的拔罐疗法作用机制的原理主要有以下几种：

● 平衡阴阳

中医认为，在正常情况下，人体内各种组织处于一种有机协调的状态下，这种状态可以被称之为阴阳平衡。当这种平衡被打破，那么人就会生病，即通常所说的"阴盛则阳病，阳盛则阴病"。拔罐疗法之所以能够产生疗效，正是因为它通过吸拔经络穴位来调整某些脏器的功能，使人体内的阴阳得以重新达到平衡的状态。

● 疏通经络气血

中医认为，人体内存在一个经络系统，它们将人体内外的脏腑等各个组织器官联系成一个有机整体，当经络系统中的某一部分受到邪气侵袭，那么整个系统就会受到影响，疾病因此产生。拔罐疗法正是在经络气血凝滞或空虚时，通过对经络穴位的吸拔作用来引导经络中的气血输布，使衰弱的脏腑器官恢复功能，治愈疾病。

● 祛湿散寒

拔罐不仅有平衡人体阴阳、疏通经络气血的作用，而且还可以祛风散寒、除湿止痛。其作用原理是利用拔罐的吸力，将充斥在身体表面、经络穴位甚至是身体组织器官内部的风寒、瘀血、痰湿、脓血、热毒等外邪吸拔出来。这样，有关的疾病自然就会痊愈。

● 拔毒排脓

如果人体内部毒气郁结、恶血瘀滞。那么在其未化脓时施以拔罐疗法，就可将毒血吸出，使气血疏通、消散瘀阻。在其化脓时施以拔罐疗法，则可拔毒排脓，使病症迅速减轻。

拔火罐的原理和手法

"拔火罐"是我国民间流传很久的一种独特的治病方法,俗称"拔罐子"。拔罐疗法简便易行、效果明显,所以在民间历代沿袭,成为老百姓经常使用的日常救治手法。至今不衰,连一些外国人也颇感兴趣。

拔火罐的原理

利用燃烧时产生的热力,排除罐内部分空气,造成负压(罐内气压低于外面大气压),使罐吸附于皮肤。

拔罐的手法

拔罐最常用的是火罐法,就是指借助火焰燃烧时产生的热力,以排去罐内空气产生负压的方法,这也是最常用的一种方法。

投火法
把可燃物点燃后投进罐内,迅速扣在所选的区域。

取罐法
一手扶罐身,一手压紧罐扣的皮肤,使空气进入罐内,即可脱落。

贴棉法
把2厘米见方的棉条贴在罐底部,迅速点燃后扣于治疗部位。

走罐法
待罐拔住后,把罐体在患部上下左右推动,6~8次,局部皮肤出现红润即可。

13 安全简便的贴敷疗法

> 贴敷疗法是中医疗法的一种，是把药物研成细末，制成丸、膏、散等药剂贴敷在病症对应的穴位或者阿是穴上，通过药物对穴位的刺激或是药物本身的药理作用，来达到恢复人体健康或治疗疾病的目的。

贴敷疗法是中国古代人在实践过程中总结出来的一套简单易行、行之有效的治疗方法。早在原始社会，原始人就懂得在受伤之后寻找特定的树叶、草茎敷在伤口上，能够达到减轻疼痛、止血的目的，这也是贴敷疗法的起源。《黄帝内经·灵枢》中记载："足阳明之筋……颊筋有寒，则急引颊且移口，有热则筋缓，不胜收放僻，治之以马膏，膏其急者，以白酒和桂，以涂其缓者……"也被称为我国膏药的起源。东汉的医圣张仲景也在《伤寒杂病论》中记载了贴敷这种外治之法，例如治疗治劳损的五养膏，有证有方，方法齐备。唐代以后，贴敷疗法在生活中得到了广泛的应用。清代是贴敷疗法发展的成熟时期，吴师机的《理瀹骈文》是一部论述膏药的专著，书中提到的治疗方法不仅用于痈疽疔肿、风湿痹痛、跌打损伤等外科疾病的治疗，还广泛地用于内科、外科、儿科等各种疾病的治疗。现代贴敷疗法有了新的发展，例如麝香虎骨膏、关节止痛膏等的出现，在贴敷的膏药中加入了透皮吸收促进剂来促进药物的吸收。

贴敷疗法通过药物外敷来治疗疾病，避免了口服或注射药物的不良反应，尤其是避免了口服药对胃肠的刺激作用，是一种安全方便、简单易行的给药方式，无论是医生还是患者本人都可以学习使用。

贴敷疗法选用的药物一般选择气味俱厚的药物为主药，主药一般采用强效药物，除了主药之外，还要遵循君、臣、佐、使的配伍原则来选择一些辅药，辅药要根据病变的部位、疾病的性质、病程的长短、病人的体质强弱等因素来选择。除了主药和辅药，对于虚证的患者还要选择一些补益的药品。另外为了促进药物的吸收，还要选择一些引经药，引导药物的上下升降，直达病所。

贴敷疗法适用于各种常见病症，可以与内治同时进行，尤其是对于疑难杂症会有较好的效果。但是有些病症贴敷疗法只能起到辅助治疗的作用，如果贴敷治疗的效果不明显，就要采取其他治疗方法。

贴敷疗法的作用和注意事项

贴敷的作用

穴位贴敷疗法的作用主要有以下三个方面：一是穴位的刺激与调节作用；二是药物吸收后的药效作用；三是穴位刺激和药效的叠加作用。

贴敷的作用

- **穴位的刺激与调节作用。** 运用贴敷疗法刺激穴位，通过经络的传导和调整，可以达到治病的目的
- **药物吸收后的药效作用。** 药物直接贴敷于体表穴位或是患处，可以直接发挥药物的功效
- **穴位刺激和药效的叠加作用。** 贴敷把穴位刺激和药物作用结合起来，两者的功效都能得到更大的发挥

贴敷药物的剂型

- **A 散剂**：研磨粉碎、混合而成的药物，接触面大，刺激性强，易于药效发挥。
- **B 糊剂**：粉碎后的药物，用酒等黏合剂调匀，可以缓释药效延长药物作用时间。
- **C 硬膏**：把药物加工成固体膏剂，具有药效作用久、用法简单、易于保存的特点。
- **D 软膏**：把药物加工成液体膏剂，利于药物的渗透和吸收。
- **E 饼剂**：把药物研磨后加入面粉制成饼状，上笼蒸熟，趁热使用。
- **F 丸剂**：剂型较小，大多有毒性和局限性，使用方便。
- **G 水渍剂**：把药物用水煎熬，纱布浸透药液，敷在穴位上，可以达到治疗疾病的目的。
- **H 锭剂**：把药末制成锭形，晾干，用时加水调成糊状，涂在穴位上，多用于治疗慢性病。

贴敷过程中异常情况的处理

中毒	疼痛	水泡	过敏	感染
有些贴敷使用的药物具有毒性，不能过量使用或贴敷的时间不能过长，以避免中毒	有些外敷药物具有刺激性，大多无需处理，如果有烧灼或针刺感觉，可提前揭去药物	在贴敷的过程中，局部可能出现水泡，小水泡无需处理，大水泡需将水放出，为避免感染，可以涂抹紫药水	有些药物在贴敷的过程中可能导致药物过敏，可以缩短贴敷时间，或延长两次治疗的间歇时间	在贴敷过程中，极少数情况会导致感染，如果出现要注意及时消毒，避免严重感染出现

14 简单易行的艾灸疗法

艾灸是一种使用燃烧的艾条施灸人体穴位的中医疗法。它的特点是通过对人体穴位施灸，产生温热刺激作用，从而达到防病治病、长寿保健的作用。这种疗法最早可以追溯到远古时代。艾灸疗法不仅在我国医学史上起到重要作用，对于世界医学也做出了巨大贡献。

经过多年的临床研究，艾灸疗法具有温经散寒、扶阳固脱、消瘀散结、防病保健的作用。既然同样的灸法可治疗不同病症，那么，灸法必然具有适用于治疗这些不同病症的一般的作用机理。艾灸的效应是由两方面构成的：一是艾灸产生的特殊的"药气"所引起的效应；二是艾灸生火热，其热刺激所引起的效果。

灸疗治疗原则是艾灸治疗疾病必须遵循的准绳，是整个治疗过程中的指导原则。灸疗治疗原则可归纳为辨证与辨经、标本缓急、补虚泻实、三因制宜等。

艾灸疗法主要是通过作用于穴位来治疗各种疾病的，因此，在治疗时，取穴配穴得当与否直接关系到治疗效果的好坏。人体有361个经穴和众多的经外奇穴，每个穴位的功能各不相同。只有根据临床经验和经穴理论掌握一定的取穴原则才能合理地为患者取穴灸治。取穴原则主要包括局部取穴、远部取穴和随症取穴。穴位是人体脏腑经络气血输注于体表的部位。穴位也是灸点，是灸治疾病的刺激点。灸点的正确与否，直接影响灸治的疗效。掌握正确的方法是准确取穴的基础。常用的艾灸的取穴方法有骨度分寸法、手指比量法、体表标志法和简易取穴法四种。

但是人体的有些穴位是不能施行艾灸疗法的，我国医学古籍首次明确提出禁针禁灸穴的专著为《针灸甲乙经》，《针灸甲乙经》记载禁灸穴位有24穴：头维、承光、风府、脑户、喑门、下关、耳门、人迎、丝竹空、承泣、白环腧、乳中、石门、气冲、渊腋、经渠、鸠尾、阴市、阳关、天府、伏兔、地五会等。

艾灸法是将艾绒置于体表穴位或患处烧灼施灸的方法，是中医最常用的一种治病方法，包括艾炷灸、艾条灸、艾饼灸、艾熏灸等4类。

用艾灸治疗疾病的时候，除了要用到艾炷、艾条和一些草药外，有些艾灸方法还需要使用一些艾灸器具。常用的艾灸器具主要有三种：温灸筒、温灸盒、温灸管。

◎ 小治法大疗效速查手册

艾灸的方法

艾灸是用艾绒做成大小不同的艾炷，或用纸卷成艾条，在穴位上或疼痛处烧灼熏熨的一种治疗方法。一般用于治疗慢性和虚寒的病症，下面介绍几种常用的艾灸方法：

艾灸

艾粒灸 这种艾灸方法用的艾炷最小，如麦粒大，因此也叫做麦粒灸。多用于治疗贫血、消化不良等虚弱性病症，每次选用2～3穴，隔日施治。

化脓灸 用细艾绒做成如半截枣核大的艾炷，要求做得紧密耐燃。用时可先以大蒜液涂一下穴位，然后点燃艾炷，灸完一炷后擦净局部，再涂蒜液加艾炷再灸。

隔姜灸 用大片生姜作为间隔，上面放艾炷烧灼，等病人觉得灼烫，可以将姜片略提起，稍后放下再灸。一般可灸3～5炷。多用于治疗腹痛、受寒、腹泻等疾病。

艾条灸 用艾绒卷成1.5～2厘米直径的圆柱形的艾条，一端点燃后熏灸患处，不着皮肤，以病人感到温热为准。可灸至皮肤红润发热，一般可灸10～15分钟。

温针灸 温针是在针刺之后，于针尾裹上艾绒点燃加温，可烧1～5次，多用于风湿痹痛等病症。如用银制毫针加温，传热作用更好。

艾叶的采集与艾灸的制作

艾绒的制法

艾绒的制法

每年3～5月，采集鲜嫩肥厚的艾叶，放在日光下暴晒，干燥后放在石臼中捣碎，筛去泥沙杂梗，即成为艾绒了。如需要细绒，就要继续精细加工，粗绒经数十次晾晒、研磨、筛拣后，变成土黄色，就成为细绒了。

艾炷与艾条的制作方法

艾炷的制作方法

将制好的艾绒用拇指、食指、中指边捏边旋转，把艾绒捏紧成圆锥形艾炷。

艾条的制作方法

取纯艾绒24克，平铺在特制的桑皮纸上，将其卷成直径约1.5厘米的圆柱形。

艾是一种多年生的草本植物，艾叶又有冰台、遏草、香艾、蕲艾、艾蒿等别称。《本草纲目》记载："艾以叶入药，性温、味苦、无毒、纯阳之性、通十二经、具回阳、理气血、逐湿寒、止血安胎等功效，亦常用于针灸。"

15 疗效可靠的针灸疗法

> 针灸是针法和灸法的合称。针法是把毫针按一定穴位刺入患者体内，用捻、提等手法来治疗疾病。灸法是把燃烧着的艾绒按一定穴位熏灼皮肤，利用温热的刺激来治疗疾病。

针灸是中国古代常用的治疗各种疾病的方法之一，在现代社会中，随着人们对中医知识的了解，针灸也越来越受到更多人的欢迎。常用针具有如下几种：

1. 毫针：是用金属制作成的，以不锈钢为制针材料。规格有28号、30号、32号，长短以1寸半、3寸两种为主。

2. 三棱针：针尖呈三角棱形，临床常用于皮肤浅部散刺和点刺出血，或者点刺静脉放血。

3. 皮肤针：如梅花针、七星针、丛针等，使用时以腕力弹叩刺激部位。治疗时手持细柄，用针尖在一定部位的皮肤上叩打。

4. 皮内针：如颗粒状、揿钉状，针长1～2分，用时揿入皮内，外贴橡皮膏固定，留针时间可以较长。

针具平时应妥善收藏，可放在垫有几层纱布的小盒里面，或者放在两头塞有棉花的竹管里。使用后，用消毒棉球擦干净放好。如果发现针体弯曲或针尖变钝等现象，应该采用竹片拉刮使它平直，或在细磨石上磨光。如有缺损易断的，应及时丢弃。

进针前，病人采取适当的体位，使穴位暴露，便于操作，并注意医者手指、针具与针刺部位皮肤的消毒。进针透皮时要快、准，以减轻病人的疼痛，一般可采用单手进针法：用右手拇指、食指挟持针体，下端留出针尖1～2分，迅速刺入皮下，然后将针体刺到一定深度，再进行提插捻转。眼球周围和胸胁部的穴位，应当缓慢刺入，避免损伤脏器和出血。

针刺以直刺为主，如局部肌肉较薄，或深处有重要脏器的穴位，则采用斜刺或平刺。针体进入皮肤一定深浅部位后，用食指和大拇指前后捻转或上下提插，使病人有酸、胀、重、麻等感觉，亦称"得气"。

针刺必须有感应，才能取得疗效。如果需要止痛、解痉及缓解某些急性发作症状时，就需刺激强一些，待病情缓解后再留针片刻；慢性病、体弱、小儿等刺激相应弱一些，不宜留针。

针灸

什么是针灸

针灸是针法和灸法的合称
- 针法是把毫针按一定穴位刺入患者体内,用捻、提等手法来治疗疾病
- 灸法是把燃烧着的艾绒按一定穴位熏灼皮肤,利用热的刺激来治疗疾病

针灸时的注意事项

针刺注意要点

- **检查针具**:针刺前应注意检查针具,发现针体有损坏则不能再用,以防断针。如有带钩变钝者,须加修理后再用
- **注意消毒**:用75%酒精棉球消毒穴位皮肤,擦拭针体及医者的手指
- **选择体位**:针刺一般取坐靠、俯伏、仰卧、侧卧等体位,病人不要随便乱动,以防止弯针或断针
- **掌握针感**:针刺的感觉与一定的解剖结构有关。穴位在针刺时会出现酸、胀的感觉不宜反复行针,以免损伤神经组织
- 在针刺穴位时,有时出现沉重的感觉,如果只出现痛感,可能是针刺不当,应将针取出,改换针尖方向再刺入
- **防止晕针**:对初次接受针刺的病人应宣传针刺的一般知识,以消除病人的紧张情绪,并让病人采取卧位,防止晕针

针灸的禁忌

1. 妇女怀孕3个月以内者,下腹部禁针;怀孕3个月以上者,腹部及腰骶部不宜针刺。三阴交、合谷、昆仑、至阴等穴有通经活血作用,孕妇禁针;即使在平时,妇女也应慎用。
2. 小儿囟门未合,其所在部位的腧穴,不宜针刺。
3. 有皮肤感染溃疡、瘢痕或肿瘤的部位,不宜针刺。
4. 常有自发性出血或出血不止的患者,不宜针刺。
5. 患者在过于饥饿、疲劳及精神紧张时,不宜立即进行针刺治疗。对身体瘦弱、气血亏虚的患者,应取卧位,针刺手法不宜过重。

第二章 专家教你常用中医疗法

16 没有不良反应的耳压疗法

> 耳压疗法是以毫针、皮内针、艾灸、激光照射等器具，通过对耳廓穴位的刺激以防治疾病的一种方法。耳压疗法操作简便、易学、疗效显著，可以节省药材，具有重大的医疗意义。

人体各个脏器及身体各部位在耳廓上都有一定的"代表区"，这些区域按照一定的顺序有规律地分布在耳廓上，当人体某一部分发生病变时，往往会在相应的耳廓区域出现压痛、电阻降低，或伴有形态与色泽的改变；在这些耳廓反应区加以一定的刺激，可以治疗相应的部位或内脏的疾病。所以，可以根据耳廓上的反应区，对躯体或内脏疾病进行辅助诊断。

耳压疗法的适应范围非常广泛，不仅能治疗各种功能性疾病，还能治疗很多器质性疾病。据不完全统计，耳针能起主治或辅治的病种，不下六七十种，遍及内、外、妇、儿各科。尤以镇痛的效果最为突出，如神经痛、外伤引起的软组织疼痛、胃痉挛、肠绞痛、痛经等，疼痛越剧烈，治疗效果越明显。

耳廓仿佛是全身的缩影，人体各个部分都可以在耳廓上找到相应的"代表区"。这些"代表区"的分布是比较有规律的，类似倒置于子宫内的胎儿。要明确耳廓区域的具体分布，必须先对耳廓的表面解剖有比较清楚的了解。

耳廓的前面由颞浅动脉分出的上、中、下三支供血，而耳廓背面则由耳后动脉支出的上、中、下三支供血，有时枕动脉也供应耳廓背面下1/3部分。颞浅、耳后、枕动脉之间有较大吻合支连接，前后互相穿通，在耳朵上构成了一张血液供应网。

耳穴是指耳廓上一些特定的刺激点。耳穴在耳廓上的分布是有一定的分布规律可循的。一般来说，耳垂相当于头面部，耳舟相当于上肢，对耳轮部下相当于躯干，对耳轮下脚相当于髋臀部，对耳轮上脚相当于下肢，三角窝代表着盆腔，耳轮脚代表横膈将耳甲一分为二：耳甲腔代表胸腔，耳甲艇代表腹腔，围绕着耳轮脚一圈是消化道，耳屏为鼻咽部，对耳屏和耳垂是头面部。由此看来，耳朵犹如一个倒置的胎儿，这为耳压疗法的临床应用提出了完整的理论依据。

怎样进行耳压疗法

耳部的穴位

耳穴是指耳廓上一些特定的刺激点。耳穴在耳廓上的分布是有其一定的分布规律可循的，如下图所示：

耳穴的配方原则

耳穴的取法

| 根据中医脏腑理论与经络循行的路线取穴。如肝明目，眼病取肝等 | 根据现代医学理论取穴。如妇科病、生殖系统疾病取内分泌等 | 根据疾病部位取穴。如胃病取腹，膝关节炎取膝等 | 根据经验取穴。如镇静、止痛取神门等 |

耳针疗法的操作方法

 如何寻找耳廓反应点

最简单的办法，是利用毫针柄的钝端或圆头玻璃棒、火柴头等在耳廓上细心的压查，当压及反应点时，病人有呼痛、蹙额、歪嘴、躲避等反应。

 耳针点的针刺操作

确定主要耳针点后，先作局部消毒，然后以毫针垂直刺入，亦可贯穿软骨。捻转的幅度、快慢、时间根据病情、体质及当时的功能状态而定，一般以能出现较强的感应为好。

17 最常应用的足疗法

> 足疗是在人的足部进行没有损伤的各种良性刺激，达到防病、治病的的目的，足疗是我国传统中医疗法之一，也是按摩疗法的重要组成部分。

从远古时代开始，人类通过进化，逐渐开始运用越来越细化的工具进行生产。另外对于一些常见疾病的治疗，也逐渐由双手单纯按摩，发展为运用砭石、骨针、足针等各种辅助工具，在古代就有"伏羲制九针以疗疾"的记载，这可能是关于中国古代利用穴位按摩的最早记录了。

在人的足部，可以找到对应人体全身器官或系统的穴位，所以做好足部按摩，可以缓解人体病变或系统的疼痛，甚至通过足疗达到使疾病痊愈的效果。

在人体皮肤和身体内部都布有感觉灵敏的感受器，这些感受器都受到机体内神经系统的控制和调节。反射是人体对外界刺激的一种生理反应，它是靠神经冲动形成、传导，并引起器官、腺体或肌肉收缩等的一系列反射动作。反射区是与身体各器官及其功能相对应的部位，其聚集感觉灵敏的感受器，通过对反射区的适宜刺激，可以引起相应器官、组织的功能活动，发生良性变化。通过对反射区的认识，对疾病的诊治有重要的意义。

足部按摩手法的要求是持久、有力、均匀、柔和。持久是要求按摩必须持续一段时间，按摩的时间过短会影响疗效；有力是指按摩的时候要使用一些力量，不要软弱无力；均匀是指操作时动作要有节律，力度适中，使受力者感觉良好；柔和是操作手法要软而不浮、重而不滞、恰到好处。

如果掌握好足部反射区在诊疗、保健上的按摩手法，就可以得到神奇的疗效。在施行按摩手法治疗的过程中除了要注意选用手法、找准反射位置、协调施治的力度和节奏等之外，还必须要遵守一定的规则：姿势要端正、前轻后重、力度要恰当、感觉要适度等。

除了足部按摩，足疗还包括足浴，就是指选择好合适的药物、用水煎去渣后再兑入温水，然后浸泡双脚的方法，这样会使药液在温水的作用下，通过黏膜的吸收和皮肤渗透进入人体血液循环系统，进而输散到人体的全身达到防病、治病的效果。

足疗的诊法和注意事项

传统中医疗法利用望、闻、问、切四诊，讲求辨证施治。

望诊 足部的望诊，古人俗称"观指法"，主要观察足部的外形，以及脚底的关节活动，来判断人体的健康情况。

闻诊 足疗的闻诊主要是指通过人行走的节奏及脚步声来诊断人体的健康情况。

足疗四诊：望诊、闻诊、问诊、切诊

问诊 问诊是中医必备的基本功，通过短时间的问诊，有经验的医生可以了解患者的病史、起病原因、发病和治疗过程等，是指导临床治疗的重要依据。

切诊 切诊是诊断的最后一步，在足疗中是对患者全身及脚底进行彻底地检查，通过对患处施以轻重合适的力量对问诊的结果进行验证。

足底按摩的注意事项

足疗对于全身各系统的疾病都有良好的治疗效果，但是在进行足疗的时候也有需要注意的事项。

足底按摩的注意事项：

- 在进行足疗前患者要放松下来，如果患者过于紧张或疲劳，不仅会影响治疗效果，还会对患者的身体造成损害
- 饭后一个小时内不宜按摩，人体在进餐之后需要时间让胃肠内的食物充分消化，如果进行足疗，会扰乱人体血液流向，引起肠胃不适
- 在按摩前要注意按摩师和患者的保护，按摩师要注意指甲的长度，不要使患者受伤，还要注意患者足部的隔离，防止异味和皮肤疾病的传播
- 要了解患者的病情和体质，做到对症按摩、心中有数，对不同患者的按摩要有所侧重
- 怀孕的妇女和重症患者，如心脏病、精神病患者不宜进行足底按摩

足部的反射区和经脉

人体各器官和部位在足部都有着相对应的区域，可以反映相应脏腑器官的生理、病理信息，这就是所谓的"足部反射区"运用按摩手法刺激足部反射区和穴位，可以调节人体各部分的功能，取得保健、治疗的效果。

足部的经脉

足太阴脾经	起于足拇指甲根内侧的隐白穴，沿足内侧赤白肉际上行，止于腋下的大包穴。分布在足部的穴位有：隐白、大都、太白、公孙、商丘
足厥阴肝经	起于拇指甲根外侧的大敦穴，沿足背内侧上行，止于胸部的期门穴。分布在足部的穴位有：大敦、行间、太冲、中封
足少阴肾经	起于足底的涌泉穴，斜着穿过足底后，沿着足内侧上行，止于锁骨下的俞府穴。分布在足部的穴位有：涌泉、然谷、太溪、大钟、水泉、照海
足阳明胃经	行走于足背中央，止于足二指的外侧端历兑穴，其支脉进入足大指和中趾。分布在足部的穴位有：解溪、冲阳、陷谷、内庭、厉谷
足少阳胆经	行于足背外侧，止于足四指外侧端，其支脉斜入拇指。分布于足部的穴位有：丘墟、足临泣、地五会、侠溪、足窍阴
足太阳膀胱经	经过足外侧赤白肉际，止于小趾外侧的至阴穴。分布在足部的穴位有：昆仑、仆参、申脉、金门、京骨、束骨、通谷、至阴

足背反射区

足底反射区

18 健康自然的饮食疗法

> 食疗的理论基础源于丰厚的饮食文化和中医文化，集科学性与实际应用指导性于一身。中国的饮食文化源远流长，讲究的是色、香、味、形、质、声、器、意合而为一的高深境界。

古人很早就提出了"五谷为养，五果为助，五畜为益，五菜为充，气味合而服之，以补益精气"的合理膳食搭配的原则。经过漫长的实践与总结，人们发现一些食物不仅可以用来食用充饥，亦可以强健体魄、治病延年，于是在追逐饮食所带来的美好体验同时，人们更注重于饮食营养的合理搭配与均衡，利用食物原料所具有的某种功效通过特定的烹制、取用达到食疗的目的。而这些人们摄取的各类食材的性、味、功能与中医所遵循的阴阳五行、四气五味、脏腑学说、君臣佐使、辨证论治共同构成了食疗理论的整体框架。

食疗所使用的原料多来自于人们日常所熟知的各类食物以及某些特定的中药，古代概括的说法是"谷、肉、果、菜"，在今天看来就是谷物、畜禽、鱼、奶、蛋、水果、干果、蔬菜等各类食材。人们在保证原有膳食的特色与美味的同时，添加一些中药以获得一般食物所不具有的特定功效，而无论是选用的食材还是添加的中药，都具有着一定的性、味与功能。

所谓的"性"，即是食物和中药的寒、热性质，通常分为寒、热、温、凉四种。温、热与寒、凉分属两类不同的性质，温弱于热，凉弱于寒。由于食物的性质通常没有中药那么清楚、强烈，其温热之中温性居多，寒凉之中凉性为广。因此食物一般只分成温热性和寒凉性两大类，而介乎两大类之间者则归入平性（即不冷不热之类）。食物中的温热寒凉主要依据它们对人体所产生的影响来具体判定，其中能减轻或消除热证的食物属寒凉性（如发热时食用的西瓜、梨、荸荠等），能减轻或消除寒证的食物一般属于温热性（如阳虚的人食用羊肉、生姜等食物）。

所谓的"味"，即是中医药学所常为提及的"辛、甘、酸、苦、咸"五种味道，不同味道的特点与其在食疗中的功效有着极为密切的联系。

孙思邈曾评价，"食能排邪而安五脏，悦神爽志以资血气"。由古至今，食疗已不仅仅代表着一种简单的饮食观，它更是一种理论完备、形式多样、方法独特、使用方便、功能齐全的科学，在不断地实践应用与积累中逐渐成为劳动人民以经验、智慧浇灌而出的灿烂之花。

食疗的历史与发展

俗话说"民以食为天",人类生存的第一个基本条件就是食物。人们是在寻找食物与各种饮食实践中发现了食疗的特点与规律,并经过数千年经验的积累与总结浓缩成今天丰富多彩的食疗文化。

食疗的起源时期

原始社会和夏朝、商朝,可称为食疗的起源时期。在这一时期,人们在寻觅食物的过程中逐渐有意识地进行食疗。原始人对饮食文化的第一个认识是食物可以充饥,第二个认识是有的食物含有毒素,第三个认识就是有的食物能够治病。《淮南子·修务训》描述当时的情况:"神农……尝百草之滋味,水泉之甘苦,令民知所避就,当此之时,一日而遇七十毒。"这段时期是人类选择食物从不自觉过渡到自觉的时代。

神农尝百草

食疗的萌芽时期

周朝是食疗的萌芽时期。在这个时期,人们分辨出某些动、植物的药用价值,明确地区分了食物和药物。这样一来,药物离开了食物大家族,成为单独的一支。"药食同源"即因此而得。这个时期,人们开始对食物进行精细的制作,并开始进行有关食物与疾病的研究工作。

食疗的形成时期

从秦汉到五代是食疗的形成时期。从战国时期作为医疗经验与医学理论的集大成者——《黄帝内经》的出现,其对于食疗营养补益方面的高度总结,到有着"医圣"之誉的东汉张仲景所著《伤寒杂病论》中对于临床食疗宜忌与食物禁忌之论,再到有着"药王"之称的隋唐孙思邈所著《千金要方》与《千金翼方》中对于临床医学理论、经验,与食疗养生、食疗禁忌等方面的全面总结与阐述,使食疗理论得以逐步丰满与初露雏形。

食疗的发展时期

从宋代到当代是食疗的发展时期。明朝李时珍的《本草纲目》中更是将前人的理论、经验与其个人的领悟、见解进行了前所未有的归纳与修正,将医学与食疗的理论观念与相关内容重新整合起来,汇集成一部医食兼备的传世大作。

食疗理论的推广与工艺的发展,让食疗文化逐步形成如今以食疗养生、食疗医治、食疗药膳为主体的保健医疗体系。中西方文化的交流更将食疗文化推升到一个更高的层次,其中营养学、病理学、临床医学等方面的逐步深入都促使食疗文化更为严谨、清晰、全面地展现在人们面前。

第二章

常见小病痛的中医疗法

现代人由于紧张忙碌的生活方式,身体总是超负荷运转,时间一长,就会出现一些疲劳倦怠甚至不舒服的身感信号。这些其实都是身体向我们提出抗议的先兆,如果不理睬,这些小病痛可能就会变成大病症,事实上,我们完全可以运用一些中医疗法来解决这些小病痛。

DISANZHANG

本章看点

- 头痛
  按摩太阳、神庭，祛除头痛，神采飞扬

- 失眠
  按摩内关、刮拭大椎，轻松赶走失眠

- 近视
  按摩睛明、攒竹，还你一双明亮的眼睛

- 牙痛
  按摩承浆，牢固牙齿

- 脂肪肝
  采用针灸和艾灸，远离脂肪肝的烦恼

- 皮肤瘙痒
  用对贴敷和刮痧，皮肤不再瘙痒

- 缺铁性贫血
  用对小疗法，贫血远离你

- 便秘
  按摩中脘，没有便秘的烦恼

19 头痛

头痛是临床上常见的症状之一，引起头痛的原因很多，其中有些是严重的致命疾病，在进行诊断时，往往十分困难。

● 病因病机

头痛是指外感或内伤引起脉络阻滞或失养，或清窍不利引起的，是患者自述头疼为特征的病症。头痛的特征是几乎每日双颞部非搏动性持续性钝痛，如带子紧束头部或呈头周缩箍感、压迫感或沉重感。偏头痛发作时为眼眶后搏动性头痛，也可为全头痛，常伴恶心、呕吐、疲劳感等。

外伤性头痛包括头部局部外伤、脑震荡、脑挫伤、颅内血肿；发热性头痛包括感冒、上呼吸道感染、肺炎等，不包括颅内感染、外伤、肿瘤等中枢性高热。

中毒性或药物性头痛包括酒精、一氧化碳、铅、苯等中毒；五官科疾病如眼病、龋齿、齿槽脓肿等会引起头痛。原发性高血压也会伴有头痛。

● 诊断依据

1. 头痛发生的时间：原发性高血压的头痛时间往往在早晨；脑瘤和副鼻窦炎的头痛时间一般在上午时比较剧烈；眼部疾病所导致的头痛，常常在下午或晚上发生，或者经常发生在看书后。

2. 疼痛的部位：前额头痛常见于五官疾病，以及贫血和发热性疾病。顶部头痛常见于神经衰弱等疾病。侧部头痛常见于耳部疾病等。枕部头痛常见于脑膜炎等疾病。全部头痛或位置不固定的头痛多见于脑震荡等疾病。

3. 疼痛的程度：脑膜炎常常会导致剧烈的头痛；脑瘤、副鼻窦炎和眼部疾病会导致中等程度的头痛。

● 常用疗法

头痛的患者可以采用按摩疗法，采用按摩疗法时患者可以采取坐位或卧位，进行头部常规按摩，对症治疗穴位为太阳穴和神庭穴，太阳穴在颞部，当眉梢与目外眦之间，向后约一横指的凹陷处；神庭穴在头部，当前发际正中直上 0.55 寸。

另外头痛还可以选择刮痧疗法进行治疗，可以选取双侧太阳穴，胆经上的双侧曲鬓、风池穴，胃经上的双侧头维穴，督脉的百会穴，刮拭这些穴位也能收到良好的治疗效果。

头痛的中医疗法

按摩疗法

按摩部位	太阳穴	按摩手法	按揉
按摩时间	2分钟	按摩力度	3

按摩部位	神庭穴	按摩手法	按揉
按摩时间	1分钟	按摩力度	3

刮痧疗法

对症取穴

经外奇穴：双侧太阳
胆经：双侧曲鬓、风池
胃经：双侧头维
督脉：百会

时间	运板	次数
10～15分钟	面刮法	60次

头部对症取穴

头维 头侧部，当额角发际上0.5寸，头正中线旁4.5寸处

太阳 在耳廓前面，前额两侧，外眼角延长线的上方。在两眉梢后凹陷处

百会 位于头部，当前发际正中直上5寸，或两耳尖连线中点处

风池 位于后颈部，枕骨下，胸锁乳突肌与斜方肌之间，相当于耳垂齐平

●中医专家教你的小窍门

因外感头痛宜食葱、姜、芹菜、菊花等。风热头痛者宜多食绿豆、白菜、萝卜、藕、生梨等。内伤头痛宜食山药、橘子、山楂、红糖等。

第三章 常见小病痛的中医疗法

20 失眠

> 失眠又称为不寐、不得眠、不得卧、目不瞑，是经常不能正常睡眠的一种病症。常伴有白天精神状况不佳、反应迟钝、疲倦乏力，严重影响日常生活和工作学习。

● 病因病机

中医认为失眠的病因病机主要是由情志不遂，肝气郁结化成火；宿食停滞，胃气失和；久病血虚、产后失血过多、年少血不足；肝肾阴虚、火盛扰神而导致的。

● 常用疗法

失眠患者可以采用按摩疗法，采用按摩疗法时患者可以采取站位或坐位，选取内关穴和三阴交穴，内关穴位于前臂掌侧，当曲泽与大陵的连线上，腕横纹上2寸，掌长肌腱与桡侧腕屈肌腱之间；三阴交穴位于在小腿内侧，当足内踝尖上3寸，胫骨内侧缘后方。

另外失眠还可以选择刮痧疗法进行治疗，主穴为大椎穴，配穴可以选择内关穴、神庭穴和三阴交穴，根据证型的不同还需要选取一些加减穴，心脾亏损加刮心俞穴、肾俞穴、太溪穴；肝火上扰加刮太冲穴；脾胃不和加刮中脘穴、足三里穴。

失眠的类型

在临床诊治的实践过程中，可以把失眠分为六种类型。

失眠的六种类型

类型	症状
心火炽盛型	心情烦躁导致的失眠，常有心神不宁、口干舌燥、口舌生疮、舌尖红、舌苔薄黄等症状
肝郁化火型	患者常有急躁易怒、失眠多梦、头晕、目赤、口干、口苦、便秘、舌红苔黄等症状
痰热内扰型	患者常有胸闷、心烦、嗳气、口苦、舌红苔黄等症状
阴虚火旺型	患者常有心悸、心烦、腰酸、头晕、健忘、遗精、舌红少苔等症状
心脾两虚型	患者常有多梦易醒、心悸、四肢倦怠、失眠多梦、舌淡苔薄等症状
心胆气虚型	患者常有心烦、多梦易醒、心悸、气短自汗、倦怠、舌淡脉细等症状

失眠的中医疗法

按摩疗法

按摩部位	内关	按摩手法	掐法
按摩时间	2分钟	按摩力度	3

按摩部位	三阴交	按摩手法	按揉
按摩时间	4分钟	按摩力度	3

刮痧疗法

重刮大椎穴3分钟，中等强度刮拭配穴3～5分钟，其他穴位轻刮3～5分钟。

大椎——大椎穴，属督脉的穴位，位于第七颈椎棘突凹陷处

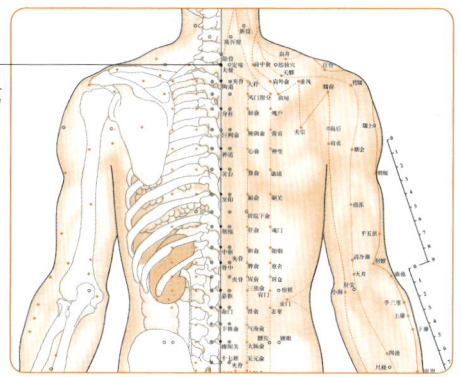

配穴	加减穴
内关、神门、三阴交	心脾亏损加刮心俞、肾俞、太溪
	肝火上扰加刮行间至太冲
	脾胃不和加刮中脘、足三里

●中医专家教你的小窍门

床的硬度和枕头的高度应适中；生活有规律，定时上床，晚餐不宜过饱，睡前不饮茶和咖啡等刺激性饮料；以清淡而富含蛋白质、维生素的饮食为宜。

21 近视

近视患者外眼无异常，远处景物看不清楚，移近后则可看清，中医称之为"能近怯远症"。患者有眼睑沉重、眼眶疼痛、视物模糊等症状，严重的还可出现头昏、头痛、恶心等症状。

● 病因病机

近视分为轴性近视和屈光性近视两种，轴性近视是眼球的前后轴较长而屈光正常，是发病最多的一种；屈光性近视是因为眼睛的屈光力增强而眼轴正常，多是角膜或晶状体弯曲过大导致。

近视具有一定的遗传倾向，高度近视的双亲家庭，下一代近视的发病率较高。

但是近视多是后天形成，尤其是青少年比较多见，因为学习或工作时间过长，灯光照明不合理，阅读时姿势不正确，或病后视力未恢复和用眼过度，使睫状肌过度疲劳，造成调节功能下降而成近视。

● 常用疗法

近视患者可以采用按摩疗法，采用按摩疗法时患者可以采取坐位，选取攒竹穴和睛明穴，攒竹穴在面部，当眉头陷中，眶上切迹处；睛明穴在面部，内眦角稍上方凹陷处。

另外近视还可以选择刮痧疗法进行治疗，可以选取头部的睛明穴、承泣穴、翳明穴、风池穴，下肢的三阴交穴、光明穴。可以采用角刮法，每个穴位刮拭约60次，时间为30分钟左右。

● 饮食疗法

枸杞鲫鱼汤：鲫鱼一尾，枸杞10克。将鲫鱼洗净去内脏，和枸杞一起煮汤，吃肉饮汤。用白鱼或其他鱼代鲫鱼也可。

芝麻胡桃奶：芝麻、胡桃仁各25克，牛奶250克。芝麻、胡桃仁炒香、捣细，放入牛奶煮沸，1次喝完。

近视的中医疗法

按摩疗法

按摩部位	攒竹	按摩手法	揉法
按摩时间	2分钟	按摩力度	2

按摩部位	睛明	按摩手法	揉法
按摩时间	2分钟	按摩力度	2

刮痧疗法

对症取穴

头部：睛明、承泣、翳明、风池
下肢部：三阴交、光明

时间	运板	次数
30分钟	角刮法	60次

头部对症取穴

睛明
双目之内眦外上方约0.1寸凹陷处

承泣
人体面部，瞳孔直下，眼球与眼眶下缘之间

●中医专家教你的小窍门

　　防止用眼过度，近距离工作一次不要超过50分钟为宜，每个小时应适当休息10分钟，可以预防近视。
　　不要在阳光直射下或暗处看书，不要躺着、趴着或走动、乘车时看书。经常眨眼睛，感到眼疲劳时，应闭目半分钟，但不要揉眼睛，这样对预防近视有一定的帮助。

第三章 常见小病痛的中医疗法

22 牙痛

牙痛是以牙齿及牙龈红肿疼痛为主要表现的口腔疾病，一般是由于口腔不洁或过食膏粱厚味、胃腑积热、胃火上冲等引起的病症。

● 病因病机

无论是牙齿或者牙周的疾病都可能导致牙痛。风火、胃火、肝火、胃虚火、龋齿或过敏都可能造成牙痛。中医认为，牙痛为风热邪毒滞留脉络，或胃火循经上侵，或肾阴不足、虚火上扰而致。风火邪毒侵犯，伤及牙体及牙龈是风热牙痛；胃火上蒸，又爱吃辛辣，引动胃火循经上蒸牙床是胃火牙痛；肾阴亏损，虚火上炎，牙失荣养是虚火牙痛。

● 常用疗法

牙痛患者接受按摩疗法或刮痧疗法治疗均能收到良好的效果。采用按摩疗法时患者可以采取坐位，选承浆穴和颧髎穴，承浆穴在面部，当颏唇沟的正中凹陷处；颧髎穴在面部，目外眦直下方，颧骨下缘凹陷处。牙痛也可以选用拔罐疗法，可以采用刺络罐法或涂药罐法。

牙痛的诊断和处理

牙痛的分类

- **龋齿**：初龋一般无症状，如龋洞变大而深时，可出现进食时牙痛，吃甜食或过冷、过热的食物时疼痛加重。这时可先用防酸止痛牙膏，温水刷牙，必要时用民间验方止痛，但有效的治疗方法应是填补龋洞

- **牙髓炎**：多是由于深龋未补致牙髓感染，或化学药物、温度刺激引起，其疼痛为自发性、阵发性剧痛，可有冷、热刺激痛和叩痛。这种牙痛的应急处理，可口服芬必得止痛。根治的方法是在局麻下用牙砧磨开牙髓腔作牙髓治疗

- **牙根尖周炎**：多由牙髓炎扩散到根管口，致根尖周围组织发炎。表现为持续性牙痛。患牙有伸长感，触、压痛明显，不能咬食物。这时可服消炎止痛药，待消炎后再作根管治疗

- **牙外伤**：如意外摔倒、碰伤或吃饭时咬到沙砾等致牙折或牙裂开，引起牙痛。可先服消炎、止痛药，也可用民间验方止痛。有条件者应到口腔科处理

- **智齿冠周炎**：智齿萌出困难（阻生），加上口腔卫生不良，引起牙冠周围组织发炎、肿痛。可用口泰或口舒等含漱液漱口，服消炎、止痛药或用民间验方止痛。消炎后再拔除阻生牙

牙痛的中医疗法

按摩疗法

按摩部位	承浆	按摩手法	指压
按摩时间	2分钟	按摩力度	2

按摩部位	颧髎	按摩手法	指压
按摩时间	2分钟	按摩力度	2

拔罐疗法

刺络罐法

所选穴位： 大椎、肩井

治疗方法： 让患者取坐位，在对穴位皮肤进行常规消毒后，先用三棱针点刺所选穴位，然后再用闪火法将罐吸拔在穴位上，留罐10~15分钟。每日1次。

涂药罐法

所选穴位： 患侧颊车、下关、合谷

操作步骤： 让患者取坐位，先在颊车、下关穴位处涂上风油精，然后再用闪火法将罐吸拔在穴位。随后再在合谷穴用留针拔罐，留罐10~15分钟。每日1次。

头部对症取穴

下关
面部耳前方，当颧弓与下颌切迹所形成的凹陷中

颊车
下颌角前上方约1横指，按之凹陷处，当咀嚼时咬肌隆起最高点

中医专家教你的小窍门

注意口腔卫生，坚持每天早晚各刷牙一次。常用淡盐水漱口，食后必漱口，漱口水要反复在口中鼓动，以减少病菌滋生。

南瓜、西瓜、荸荠、芹菜、萝卜等属于清胃火及清肝火的食物，可以多吃。保持大便通畅，否则毒邪上攻也会导致牙痛。

第三章 常见小病痛的中医疗法

23 脂肪肝

脂肪肝是指过量脂肪在肝细胞内堆积过多，使肝功能受损的一种疾病，一般是由于长期饮酒、肥胖、饮食油腻等引起的病症。

● 病因病机

引发脂肪肝的因素有很多，除了长期饮酒、肥胖、饮食油腻之外，中医学认为瘀血内阻、情志失调、疏泄不利也会引起脂肪肝，也就是中医常说的"积聚""痰浊""瘀血"的范畴。

生活规律、经常运动、加强营养是避免脂肪肝的基本条件，另外还要避免抽烟喝酒、过于肥胖，尤其是孕产妇和中年人，孕产期的女性虽然需要进补，但是不能过量；而中年人由于体内激素发生变化，会导致脂肪积蓄，诱发脂肪肝。

● 常用疗法

脂肪肝患者可以采用针灸疗法，可以针刺内关穴和丰隆穴，手法用泻法，可以化痰降脂。适用于痰湿壅盛型脂肪肝。

也可以采取艾灸疗法来辅助治疗，取关元、足三里、肺俞、脾俞、肾俞、丰隆、足三里，用艾条或艾炷灸，每次取 2～3 穴位，每日 1 次，10～15 天为一个疗程，可以温补脾肾、泻胃减脂，适用于脾肾阳虚型的脂肪肝。

脂肪肝的分类

在临床诊治的实践过程中，可以把脂肪肝分为五种类型。

脂肪肝的五种症型
- **痰浊阻遏型**：患者常有胸肋胀满、恶心呕吐、痰多咳嗽、舌质淡、苔滑腻、脉弦滑等症状
- **肝郁湿阻型**：患者常有胸肋胀痛、乳房胀痛、口干便秘、舌淡红苔腻、脉弦等症状
- **气滞血瘀型**：患者常有胸肋刺痛、面色黧黑、皮下瘀点、舌质暗、脉沉涩等症状
- **脾肾阳虚型**：患者常有肥胖乏力、腰膝酸软、舌淡苔白、脉沉细等症状
- **正虚瘀结型**：患者常有肝区疼痛、下肢水肿、饮食不振、面色黧黑、舌淡紫、脉沉细等症状

脂肪肝的中医疗法

针灸疗法

取内关、丰隆两穴，手法用泻法，可以化痰降脂，适用于痰湿壅盛型的脂肪肝。

人体正面对症取穴

内关
位于前臂正中，腕横纹上2寸，在桡侧屈腕肌腱同掌长肌腱之间

丰隆
外膝眼到外踝尖连线中点处即是

艾灸疗法

取关元、足三里、肺俞、脾俞、肾俞、丰隆、足三里，用艾条或艾炷灸，每次取2～3穴位，每日1次，10～15天为一个疗程，可以温补脾肾、泻胃减脂，适用于脾肾阳虚型的脂肪肝。

背部对症取穴

肺俞
背部，第三胸椎棘突下，旁开1.5寸

肾俞
背部，当第二腰椎棘突下，旁开1.5寸

脾俞
背部，当第十一胸椎棘突下，旁开1.5寸

●中医专家教你的小窍门

可以用生山楂煎水喝，适用于气滞血瘀型的脂肪肝；用荷叶煎水喝，适用于湿热蕴结型的脂肪肝。

可以用鸡蛋清调匀5克甘遂末，贴敷于大椎穴，可以疏利三焦，除湿利水。

24 皮肤瘙痒

> 皮肤瘙痒是指皮肤瘙痒、皮肤如针刺或者虫出现爬行感觉的一种神经性功能症，多发于老年人，多发于冬夏季节，分为全身和局部两种。

● 病因病机

中医学认为皮肤瘙痒归于"风瘙痒"范畴，多是病后、产后、失血、体虚导致，或者是阳亢偏盛，灼阴耗液使皮肤失去濡养所导致的。

预防皮肤瘙痒要注意气候变化，特别是冷暖交替给人体带来的影响，另外还要注意室内的空气流通状况，室内最好能照射到阳光。个人卫生也是预防皮肤瘙痒的重点之一，不要用碱性浴液，也不要过于频繁地洗澡，内衣裤最好是纯棉材料为佳。

● 常用疗法

皮肤瘙痒可以采用贴敷疗法治疗，可以用红花、紫草、山栀子、大黄、冰片各等份，把上述药物研末，混合均匀，用凡士林调匀敷于肚脐处，每日换药1次，7日一个疗程。主治老年性皮肤瘙痒。孕妇禁用。

也可以采用刮痧疗法，取脾经的血海穴和三阴交穴，血海穴在大腿内侧，髌底内侧端上2寸，当股四头肌内侧头的隆起处；三阴交穴位于在小腿内侧，当足内踝尖上3寸，胫骨内侧缘后方。

皮肤瘙痒的分类

在临床诊治的实践过程中，可以把皮肤瘙痒分为五种类型。

皮肤瘙痒的五种类型		
	血热风盛型	多发于夏天，患者常有皮肤瘙痒发红、受热易痒、口干、心绪不宁、舌尖红、苔薄黄、脉滑等症状
	湿热犯表型	多发于春夏之交，患者常有皮肤瘙痒，有红色丘疹，便秘，口苦心烦、舌红苔黄腻、脉滑等症状
	血虚风燥型	多见于老年患者，多发于秋冬，患者常有皮肤干燥、头晕、便秘、舌淡红苔弦薄、脉细等症状
	阴虚风动型	患者常有皮肤瘙痒、经久不愈、舌红无苔、脉弦细等症状
	气滞血瘀型	患者常有皮肤瘙痒、夜间严重、冷热加剧、舌色紫、脉多涩等症状

皮肤瘙痒的中医疗法

贴敷疗法

用药
红花、紫草、山栀子、大黄、冰片各等份。

操作方法
把上述药物研末,混合均匀,用凡士林调匀敷于肚脐处,每日换药1次,7日一个疗程。

主治禁忌
主治老年性皮肤瘙痒。孕妇禁用。

用药
当归、白芍、生地黄各30克,麦门冬、夜交藤、远志各20克,苦参、地肤子、白鲜皮、川椒各15克,全蝎、蜈蚣各10克。

操作方法
把上述药物研末,混合均匀,用陈醋调匀敷于肚脐处,每日换药1次,7日一个疗程。

主治禁忌
主治老年性皮肤瘙痒。孕妇禁用。

刮痧疗法

对症取穴		
脾经:血海、三阴交		
时间	运板	次数
30分钟	面刮法	50次

腿部侧面对症取穴

血海
髌骨内上缘2寸

三阴交
内踝尖上3寸,胫骨后缘

●中医专家教你的小窍门

皮肤瘙痒患者饮食要清淡,多食用新鲜水果和蔬菜。不宜抽烟、喝酒,饮用浓茶和咖啡。

皮肤瘙痒患者在洗澡的时候不宜水温过高,不宜使用碱性沐浴液。

25 缺铁性贫血

当人体血液内的红细胞和血红蛋白低于正常水平时,称之为贫血。贫血是一个总称,它属于综合征,病因复杂多样。

● 病因病机

缺铁性贫血,即由于人体缺铁造成血红蛋白减少,从而引发的贫血。因为人体中的铁质是制造血红蛋白的主要原料,所以,当食物中的铁质不足,或肠胃对铁的吸收性不好,或因出血而导致铁质丧失过多,就会引起缺铁性贫血。缺铁性贫血,经常出现在钩虫病、胃肠道出血、痔疮出血、产后流血过多、小儿喂养不当等症之后。

● 常用疗法

缺铁性贫血可以采用按摩疗法来辅助治疗,按摩时取脾俞、胃俞、肾俞、大肠俞等穴位,采用轻揉法,以患者感觉有轻度酸胀感为度,每穴每次按摩5分钟以上。

也可以采用艾灸疗法,选取膈俞、肝俞等穴位,用艾条或艾炷,保持灸处有明显的温热感,每次40分钟以上,每天施治1次,10天为一个疗程。

诊断依据

缺铁性贫血的诊断
- 临床症状
  - 临床表现主要有:面色发黄、睑结膜血色变淡、指甲血色变淡、舌质淡白、头晕、疲倦无力、两耳嗡嗡作响、劳动后感到气短、心跳
  - 组织缺铁还可以表现为:发育迟缓、行为异常、注意力不集中、有异食癖
- 体征
  - 脾脏肿大,系红细胞寿命短导致
- 实验室检查
  - 血常规检查红细胞记数减少,血红蛋白浓度降低
  - 骨髓增生活跃,粒红比例降低,红细胞系统增生明显

缺铁性贫血的中医疗法

按摩疗法

按摩时取脾俞、胃俞、肾俞、大肠俞等穴位，采用轻揉法，以患者感觉有轻度酸胀感为度，每穴每次按摩5分钟以上。

背部对症取穴

脾俞
背部，当第十一胸椎棘突下，旁开1.5寸

肾俞
背部，第二腰椎棘突下，旁开1.5寸

胃俞
背部，第十二胸椎棘突下，旁开1.5寸

大肠俞
背部，第四腰椎棘突下，旁开1.5寸

艾灸疗法

选取膈俞、肝俞等穴位，用艾条或艾炷，保持灸处有明显的温热感，每次40分钟以上，每天施治1次，10天为一个疗程。

背部对症取穴

膈俞
背部，当第七胸椎棘突下，旁开1.5寸

肝俞
背部，第九胸椎棘突下，旁开1.5寸

●中医专家教你的小窍门

多吃含有铁质的食物，如菠菜、黄豆、鸡蛋、油菜、番茄和肝类等。

积极治疗原有的疾病，如钩虫病，根治痔疮，积极止血，对小儿进行合理喂养等。

26 便秘

便秘的主要表现是大便次数减少，间隔时间延长或正常，但粪质干燥、排出困难或粪质不硬，虽有便意，但便而不畅。可伴有腹胀、腹痛、食欲减退、嗳气反胃等症状。

●病因病机

慢性便秘多无明显症状，可伴有头晕、头痛、易疲劳等神经官能症症状。便秘的原因是燥热内结，气虚传送无力，或血虚肠道干涩，以及阴寒凝结等。患者平时没有养成定时排便的习惯，忽视正常的便意，排便反射受到抑制，日久引起便秘。

现代人饮食过于精细，少渣，缺乏食物纤维，粪便体积减小，黏滞度增加，食物在肠内运动缓慢，水分过量被吸收而导致便秘。

中医把便秘分为实秘和虚秘两种，实秘又分为热秘、气秘和冷秘三种，虚秘又分为气虚、血虚、阴虚和阳虚。

●便秘的预防

平时要多食用富含膳食纤维的食物，如新鲜蔬菜、水果等有助于增加肠容积，促进肠道蠕动，利于大便排出。要多喝水，少食用辛辣、油腻的食物。适当参加体育活动，做到劳逸结合，有助于身心健康。还要注意精神调养，做到心情愉快，避免忧思过度。养成定时排便的习惯。

●常用疗法

便秘可以采用按摩疗法来进行治疗，选取中脘穴和大横穴，中脘穴位于上腹部，前正中线上，当脐中上4寸；大横穴在腹中部，距脐中4寸。

也可以选用刮痧疗法，选取大肠俞穴和天枢穴为主穴，选取大椎穴、膏肓穴、神堂穴、大杼穴为辅穴，采用面刮法，每穴刮拭50次左右。

●饮食疗法

核桃仁猪肝汤：猪肝200克，核桃仁50克，料酒、葱姜、胡椒粉、盐、猪油各适量。把猪肝片用油煸炒，放入葱姜，烹入料酒，加盐，加水，放入核桃仁，猪肝熟透，调味即可食用。

便秘的中医疗法

按摩疗法

按摩部位	中脘	按摩手法	一指禅推法
按摩时间	2分钟	按摩力度	3

按摩部位	大横	按摩手法	一指禅推法
按摩时间	2分钟	按摩力度	3

刮痧疗法

对症取穴
主穴：大肠俞、天枢
配穴：大椎、大杼、膏肓、神堂

时间	运板	次数
10～15分钟	面刮法	50次

背部对症取穴

大椎
第七颈椎棘突下凹陷中

神堂
第五胸椎棘突下旁开3寸

大杼
第一胸椎棘突下旁开1.5寸

膏肓
第四胸椎棘突下旁开3寸

●中医专家教你的小窍门

养成每天定时排便的习惯，即使没有便意也要定时临厕，建立良好的排便条件反射。多吃富含维生素 B_2 的食物，禁食温燥的食物。

晨起空腹饮一杯淡盐水或蜂蜜水，配合腹部按摩或转腰，让水在肠胃振动加强通便作用。

第三章 常见小病痛的中医疗法

第四章

内科疾病的中医疗法

内科疾病包括呼吸系统疾病、心血管系统疾病、消化系统疾病等，本章重点介绍内科疾病的诊断论治和中医疗法。

DISIZHANG

本章看点

- **感冒**
  按摩迎香、合谷，刮拭风府，头疼脑热不用愁

- **急性支气管炎**
  按摩尺泽、魄户，刮拭身柱，远离急性支气管炎

- **慢性支气管炎**
  按摩中府、膻中，刮拭脾俞，远离慢性支气管炎的烦恼

- **肺炎**
  拔罐或刮痧，在家就能轻松治愈肺炎

- **肺结核**
  贴敷＋食疗，缓解肺结核症状

- **黄疸**
  对症选择疗法，治疗黄疸有特效

- **肝硬化**
  刮痧＋食疗，保护肝脏，减轻肝脏的负担

- **胃炎**
  选对治疗方法，远离胃炎的痛苦

27 感冒

> 感冒是风邪病毒从人的口鼻和皮肤中侵入人体，多发于冬春季节，有鼻塞、流涕、咳嗽、发烧等症状，是一种常见的外感疾病。

● 病因病机

感冒起病时鼻内有干燥感及痒感、打喷嚏、全身不适或有低热，以后渐有鼻塞、嗅觉减退、流涕、鼻黏膜充血、水肿、有大量清水样或脓性分泌物等。

感冒的发生主要原因有：体虚，抗病能力减弱，当气候剧变时，人体不能适应，邪气乘虚由皮毛、口鼻而入。偏寒者，肺气不宣，阳气郁阻，毛窍闭塞；偏热者，热邪灼肺，腠理疏泄，肺失清肃。感冒虽以风邪多见，但随季节不同，多夹时气或非时之气，如夹湿、夹暑等。

● 感冒的预防

想要远离感冒，首先要加强锻炼，增加身体的正气，提高抵御外邪的能力，最好养成经常锻炼身体的习惯，例如慢跑等。其次，还要搞好个人卫生，保持室内的环境卫生，注意室内的通风情况，经常开窗换气。另外，还要注意保暖防寒，避免着凉，注意随着季节变化增减衣物。如果不慎患上了感冒，还要注意避免交叉传染，可以在室内熏蒸消毒，一般家庭用白醋就可以。

● 常用疗法

可以自我按摩迎香穴和合谷穴，迎香穴在鼻翼外缘中点旁，当鼻唇沟中；合谷穴在手背，第一、第二掌骨间，当第二掌骨桡侧的中点处。

也可以选用刮痧疗法，用刮板刮拭肺经的中府穴附近，风热感冒加刮大椎穴、风池穴，鼻塞加刮迎香穴，头痛加刮太阳穴。

感冒的中医疗法

按摩疗法

按摩部位	迎香	按摩手法	点揉
按摩时间	5分钟	按摩力度	3

按摩部位	合谷	按摩手法	按揉
按摩时间	3分钟	按摩力度	3

刮痧疗法

对症取穴

肺经：中府
风热感冒加刮大椎、风池
鼻塞加刮迎香
头痛加刮太阳

时间	运板	次数
10～15分钟	角刮法、面刮法	30次

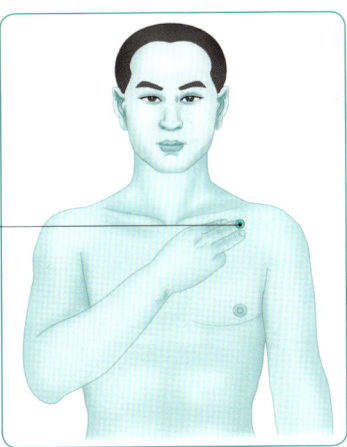

中府
正坐或仰卧，将右手三指（食、中、无名指）并拢，胸壁外上方，前正中线旁开6寸，平第一肋间隙处

● **中医专家教你的小窍门**

每晚用较热的水泡脚15分钟，水量没过脚面，泡后双脚要发红，可预防感冒。

28 急性支气管炎

> 急性支气管炎是由病毒和细菌感染，或因物理、化学因素的刺激而引起的急性炎症。主要症状是咳嗽、胸骨后疼痛，偶尔也有哮鸣音和气促。

● 病因病机

支气管炎是指气管、支气管黏膜及其周围组织的慢性非特异性炎症。临床上以长期咳嗽、咳痰或伴有喘息及反复发作为特征。支气管炎有急、慢性之分。

本病在中医中属于"感冒"的范畴，大多由外邪侵犯导致，与人体正气的强弱及感邪的轻重有关。

● 诊断依据

1. 症状。起病比较急，初期有咽喉痛、声音嘶哑、轻度干咳、发热、全身酸痛等症状。

2. 体征。检查时可见咽喉充血，有灰白色分泌物在两肺，可以听到干湿啰音，啰音部位不固定，咳嗽后可以减少或消失，肺部没有异常。

3. 并发症。急性支气管炎有可能并发急性鼻窦炎、中耳炎等疾病，部分患者还可能并发急性肾炎、心肌炎等疾病。

4. 实验室检查。病毒感染时，白细胞总数和中性粒细胞增多，白细胞计数正常或偏低，淋巴细胞比例升高。

● 常用疗法

急性支气管炎可以采用按摩疗法来进行治疗，选取尺泽穴和魄户穴，尺泽穴在肘横纹中，肱二头肌腱桡侧凹陷处；魄户穴在背部，当第三胸椎棘突下，旁开3寸。

也可以选择拔罐疗法，选取风门穴、身柱穴和脾俞穴，让患者取适宜体位，用闪火法或者投火法将火罐按穴位吸拔，留罐20分钟。每日1次。

急性支气管炎的中医疗法

按摩疗法

按摩部位	尺泽	按摩手法	指压
按摩时间	1分钟	按摩力度	3

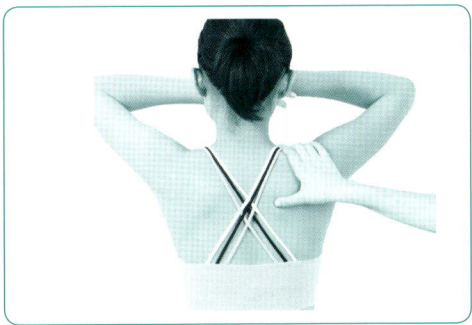

按摩部位	魄户	按摩手法	按揉
按摩时间	2分钟	按摩力度	2

拔罐疗法

让患者取适宜体位,用闪火法或者投火法将火罐按穴位吸拔,留罐20分钟。每日1次。

对症取穴
风门、身柱、脾俞

操作步骤

让患者取适宜体位

用闪火法或者投火法将火罐按穴位吸拔,留罐20分钟

背部对症取穴

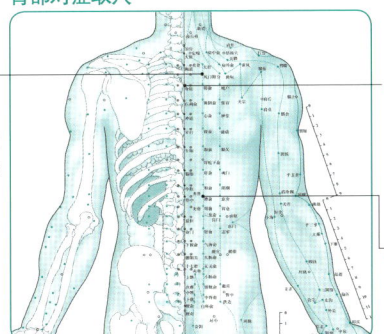

风门 背部,当第二胸椎棘突下,旁开1.5寸处即是

身柱 第三胸椎棘突大凹陷中,约与肩胛骨内侧角相平

脾俞 背部,当第十一胸椎棘突下,旁开1.5寸

●中医专家教你的小窍门

寒冷季节应补充一些含热量高的肉类暖性食品以增强御寒能力,适量进食羊肉、狗肉等。

经常进食新鲜蔬菜瓜果,以确保人体对维生素C的需求。含维生素A的食物亦是不可少的,因其有保护呼吸道黏膜的作用。

29 慢性支气管炎

患者常在寒冷季节发病，出现咳嗽、咯痰，痰呈白色黏液泡沫状，黏稠不易咳出，偶有痰中带血。慢性支气管炎反复发作后，终年咳嗽，咳痰不停，冬秋加剧。

● 病因病机

慢性支气管炎是由于感染或非感染因素引起气管、支气管黏膜及其周围组织的慢性非特异性炎症。常有哮喘样发作，气急不能平卧，并发肺气肿后，呼吸困难逐渐增剧。其特点是支气管腺体增生、黏液分泌增多。化学气体如氯气、氧化氮、二氧化硫等烟雾刺激支气管黏膜，使肺功能遭受损害，导致慢性支气管炎；吸烟和呼吸道感染为慢性支气管炎主要的发病因素；过敏因素与慢性支气管炎的发病有一定关系。

● 诊断

慢性支气管炎与急性支气管炎两者区别较易，可根据下述三方面鉴别：

1. 病史：急性支气管炎一般在发病前无支气管炎的病史，即无慢性咳嗽、咳痰及喘息等病史。而慢性支气管炎均有上述呼吸道病史。

2. 病程及症状：急性支气管炎起病较快，开始为干咳，以后咳黏痰或脓性痰。常伴胸骨后闷胀或疼痛，发热等全身症状多在3～5天内好转，但咳嗽、咳痰症状常持续2～3周才恢复。而慢性支气管炎则以长期、反复而逐渐加重的咳嗽为突出症状，伴有咳痰。咳痰症状与感染与否有关，时轻时重，还可伴有喘息，病程迁延。

3. 并发症：急性支气管炎多不伴有阻塞性肺气肿及肺源性心脏病，而慢性支气管炎发展到一定阶段都伴有上述疾病。

● 常用疗法

慢性支气管炎可以采用按摩疗法来进行治疗，选取中府穴和膻中穴，中府穴在胸前壁的外上方，云门下1寸，平第一肋间隙，距前正中线6寸；膻中穴在胸部，当前正中线上，平第4肋间，两乳头连线的中点。

也可以选择拔罐疗法，选取背部的肺俞穴、脾俞穴和肾俞穴，采用单纯火罐法，让患者取适宜体位，对穴位皮肤进行消毒后，再用闪火法吸拔穴位，留罐15分钟，以穴位皮肤红润为准。每日治疗1次。

慢性支气管炎的中医疗法

按摩疗法

按摩部位	中府	按摩手法	按揉
按摩时间	5分钟	按摩力度	3

按摩部位	膻中	按摩手法	指压
按摩时间	3分钟	按摩力度	2

拔罐疗法

可以采用单纯火罐法治疗慢性支气管炎，让患者取适宜体位，对穴位皮肤进行消毒后，再用闪火法吸拔穴位，留罐15分钟，以穴位皮肤红润为准。每日治疗1次。

对症取穴
肺俞、脾俞、肾俞

操作步骤

让患者取适宜体位
↓
对穴位皮肤进行消毒
↓
用闪火法吸拔穴位，留罐15分钟，以穴位皮肤红润为准

背部对症取穴
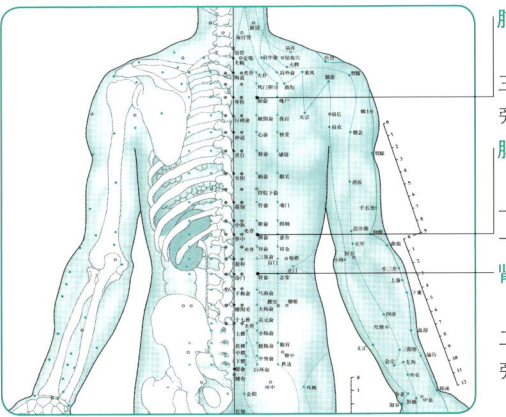

肺俞
背部，第三胸椎棘突下，旁开1.5寸

脾俞
背部，第十一胸椎棘突下，旁开1.5寸

肾俞
背部，第二腰椎棘突下，旁开1.5寸

中医专家教你的小窍门

慢性支气管炎的饮食原则是应适时补充必要的蛋白质，如鸡蛋、鸡肉、瘦肉、牛奶、动物肝、鱼类、豆制品等。

30 肺炎

> 肺炎是指终末气道、肺泡和肺间质的炎症，可由多种细菌、真菌、病毒或者寄生虫引起，化学物质、过敏等因素也能引起肺炎。

● 病因病机

肺炎按照发病部位来区分，可分为大叶性、小叶性和间质性肺炎，尤其以大叶性肺炎居多，一般好发于冬春两季。

肺炎在中医中属于"咳嗽"和"喘征"的范畴，大多为外感风热湿毒的原因所导致。

● 诊断

下面就以大叶性肺炎为例，介绍一下肺炎的临床诊断：

1. 突然起病，寒战，高热，咳嗽，胸痛，咯铁锈色痰，出现口唇疱疹。

2. 病变部位叩诊浊音，呼吸音降低，听到湿啰音，语颤及支气管语音增强。

3. 血液中白细胞总数及中性粒细胞增高。

4. 大叶性肺炎的病理过程分为充血、实变、消散三期。发病后 12~24 小时为充血期，肺部毛细血管扩张，肺泡内有少量浆液渗出，肺泡内仍含大量气体。

5. X 线检查可无明显或仅有局部肺纹理增粗。发病后 24 小时左右，肺泡内充满炎性渗出物，病变逐步发展为实变期。X 线表现为密度均匀增加的致密影，先沿肺叶周边开始，逐渐向肺门侧扩展。如累及肺叶全部，则呈大片均匀致密影，以叶间裂为界，边界清楚，形状与肺叶的轮廓一致。不同肺叶的大叶性病变，形状不同，X 线表现亦异。

● 常用疗法

肺炎可以采用拔罐疗法进行治疗，选取背部的大椎穴、身柱穴和肺俞穴，让患者取俯卧位，选用中等型号的玻璃火罐，然后用闪火法将罐吸拔在穴位上，留罐 10~15 分钟，以吸拔部位的皮肤变得红润为准。每日治疗 1 次，连续吸拔 3 次为 1 疗程。

也可以选用刮痧疗法，选取背部的身柱穴和肺俞穴、胸部的膻中穴、上肢的孔最穴和太渊穴、下肢的丰隆穴，使用面刮法，每穴刮拭 30 次。

肺炎的中医疗法

拔罐疗法

让患者取俯卧位，先选用中等型号的玻璃火罐，然后用闪火法将罐吸拔在穴位上，留罐10～15分钟，以吸拔部位的皮肤变得红润为准。每日治疗1次，连续吸拔3次为1疗程。

对症取穴
大椎、身柱、肺俞

操作步骤

让患者取俯卧位并选用中等型号的玻璃火罐

用闪火法将罐吸拔在穴位上

留罐10～15分钟，以吸拔部位的皮肤变得红紫为准

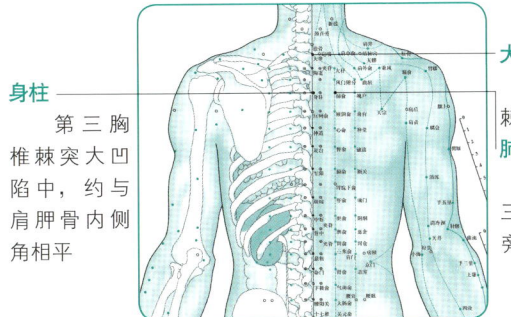

背部对症取穴

身柱　第三胸椎棘突大凹陷中，约与肩胛骨内侧角相平

大椎　第七颈椎棘突下凹陷中

肺俞　背部，第三胸椎棘突下，旁开1.5寸

刮痧疗法

对症取穴
背部：身柱、肺俞
胸部：膻中
上肢部：孔最、太渊
下肢部：丰隆

时间	运板	次数
20分钟	面刮法	30次

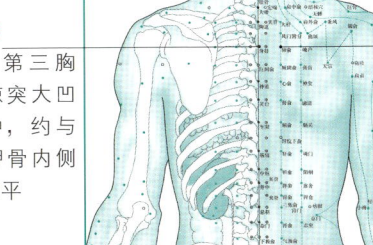

背部对症取穴

身柱　第三胸椎棘突大凹陷中，约与肩胛骨内侧角相平

肺俞　背部，第三胸椎棘突下，旁开1.5寸

中医专家教你的小窍门

患者在治疗期间要注意休息，不要着凉，最好配合中西药物治疗。

31 肺结核

> 肺结核在古代被称为痨病,是一种慢性消耗性疾病,在治疗过程中,要增加营养,以弥补因疾病所导致的消耗,有利于身体的修复。

● 病因病机

此病多是慢性过程,刚开始的症状很像感冒,如全身疲倦、发懒、不想吃也不想动,白天有低烧,下午面颊潮红,夜间有盗汗,咳嗽但痰不多,严重者高烧、大量咯血、胸背疼痛。但是初发病时,只是具有以上的部分症状,应及时就医诊断。

中医认为肺结核属于"肺痨"的范围,肺结核患病的主要原因就是元气虚弱,导致肺气不足,感染"痨虫"周身虚弱无力。

● 诊断依据

1. 发热,大多为长期低热,每天下午或傍晚开始发热,同时伴有乏力、倦怠、盗汗,妇女还有月经不调或闭经的症状。

2. 有咳嗽、咳痰、咯血、胸痛、气急的症状。

3. 肺部叩诊有浊音,实验室检查能从肺中查出结核杆菌。

● 常用疗法

肺结核患者可以采用贴敷疗法来辅助治疗,选取灵脂 15 克、白芥子 15 克、甘草 6 克、蒜泥 15 克、白鸽粪 15 克、麝香 0.3 克,捣匀,用醋调匀,摊在纱布上贴敷于脊椎至腰椎旁边夹脊旁边 1.5 寸的位置,每次 1~2 小时,以人体有刺痛感为度,隔 7 天 1 次。

肺结核患者在饮食方面应以高蛋白、高维生素、高纤维素、高热量、低脂肪的饮食为主,食物的烹制要清淡、易消化。

在选取食材方面要有所偏忌。适宜吃的食物有鸡肉、猪瘦肉、蛋类、豆制品、小米、玉米、大枣、银耳、百合、栗子、白果以及新鲜的蔬果,如白菜、藕、黄瓜、西瓜、苹果、梨等。需要忌口的食物有牛奶、鱼、茄子、菠菜、菠萝、茶、狗肉、鹅肉、羊肉、人参、樱桃、砂仁、茴香、生姜、荔枝、桂圆等,同时要避免吃油炸、油腻和辛辣刺激性食物,如辣椒、花椒、烟、酒等。每天摄取的营养要均衡全面,谷物、肉类、蛋、蔬菜、水果都要有。

肺结核的中医疗法

贴敷疗法

治疗肺结核以抗结核菌为主，同时还可以辅助贴敷疗法。

药材：灵脂15克，白芥子15克，甘草6克，蒜泥15克，白鸽粪15克，麝香0.3克。

使用方法：捣匀，用醋调匀，摊在纱布上贴敷于人体指定位置，每次1～2小时，以人体有刺痛感为度，隔7天1次。

背部对症取穴

敷腰椎旁边夹脊旁开1.5寸的位置

对肺结核有益的食材

梨

山药

百合

●中医专家教你的小窍门

肺结核患者要忌辛辣刺激的食品，戒烟戒酒，起居有规律，多呼吸新鲜空气，适当参加体育锻炼。

32 黄疸

> 黄疸是以面目及全身皮肤发黄为特点，尤其以巩膜发黄为主要特点的一种疾病。在检查是否患有黄疸时，应在充足的自然光线下进行。

● 病因病机

黄疸是以目黄、身黄、小便黄为主要症状的肝胆病症，黄疸大多是由于湿热疫毒、肝胆气机受阻、疏泄失常、胆汁外溢所导致的。

黄疸的发生主要有以下几种。溶血性黄疸：如蚕豆病、黑尿热、先天性溶血性黄疸等；肝细胞性黄疸：如传染性肝炎、肝脓疡、肝癌等；阻塞性黄疸：如胰头癌、胆石症等。

● 诊断依据

1. 发生黄疸时，巩膜和软腭黏膜首先出现黄色，然后遍及全身皮肤，以胸、腹、脸部的皮肤黄色更为明显。这可与其他原因而引起的皮肤发黄进行区别。

在询问病史时，应注意下列各点：黄疸的色泽、小便的颜色、大便的颜色、发病与病程、腹痛等，还要了解曾经是否与肝炎病人有过频繁接触；有无发热、呕吐、食欲差、皮肤瘙痒等症状；有无与毒物接触，以及过去是否因为服用药物而引起中毒性肝炎。

注意年龄、性别，先天性溶血性黄疸多见于小儿；胆石症多见于30岁以后的肥胖妇女；肝癌多见于老年人等。

2. 检查肝脏的形态可发现肝缩小，常见于肝坏死或肝硬化；轻度或中度肿大，质软有压痛，常见于肝炎；高度肿大，质硬，表面不规则，常见于肝癌。脾脏肿大常见于慢性肝炎、肝硬化、黑尿热等。胆囊肿大常见于胰头癌或胆石症等。腹水常见于肝硬化或肝癌。蜘蛛状痣常见于慢性肝炎、肝硬化。贫血常见于溶血性黄疸。其他原因引起的黄疸，在晚期也会出现贫血。

3. 小便泡沫试验：将病人的小便放在白色透明的玻璃瓶子里，反复摇动而产生泡沫，在肝细胞性或阻塞性黄疸时，可见泡沫呈黄色；在溶血性黄疸时，则呈白色泡沫。

4. 观察巩膜黄疸时，应与眼结膜下脂肪相区别。黄疸分布均匀，遍及整个眼白；而结膜下的脂肪，多积聚在巩膜近眼角之处，而且分布不均匀，微凸出，多见于30岁以后的中年人。

黄疸的辨证和治疗

辨证

病名	症状体征
传染性肝炎	多见于儿童及青年,有肝炎接触史,常有发热,恶心,呕吐,食欲差,厌食油腻,右上腹不适或疼痛,乏力,肝脏轻度肿大,质软有压痛
中毒性肝炎	有药物中毒史,如磷、锑等,一般可见食欲差、恶心、呕吐等症,在停药后,黄疸也逐渐消退,肝区有压痛
肝硬化	有肝炎史或血吸虫病史,乏力,消瘦,食欲差,可见腹水肝脾肿大,质地坚硬,蜘蛛痣,肝掌等
肝癌	黄疸不断加深,进行性消瘦,恶病质,多见于老年
肝脏进行性肿大	质硬,表面有结节,可见腹水
肝外肿瘤压迫所致的黄疸	多见于中年人,消瘦,皮肤瘙痒,腹痛,黄疸进展较慢,但不断加深,大便呈陶土色,右上腹可触及肿块,或能触及胆囊
胆囊炎	发热或有寒战,右上腹阵发性或突发性绞痛,可向右肩背部放射,黄疸可反复出现,右上腹有明显压痛,可触及胆囊
胆汁郁积综合征	常见于婴儿,全身情况佳,皮肤瘙痒,大便呈陶土色,经激素治疗后即消退,除黄疸外无其他明显体征
先天性溶血性黄疸	慢性,常见于儿童,常有家族史。由情绪等刺激而诱发,头痛,恶心,四肢酸痛,发热,贫血,酱油样尿
钩端螺旋体病	发生于5～8月稻谷收割时,有下水稻田劳动史,发热,小腿肌肉酸痛,全身皮肤黏膜充血,或有出血点,肝脾可见肿大,腓肠肌明显压痛
黑尿热	有恶性疟疾史,常先有寒战,发热,伴有腰痛,恶心,呕吐,脾脏显著肿大
肝脓疡	有阿米巴痢疾史,或有败血症史,发热,肝区压痛,黄疸等,肝肿大,压痛明显,超声波检查有助于诊断

黄疸的对症治疗

对症治疗
- 血瘀气滞：黄疸长期不退,有右上腹剧烈疼痛,苔薄,舌质有瘀斑,宜理气化瘀
- 湿热黄疸：如果出现黄色鲜明、小便浓茶色、舌苔黄腻、发热的症状,宜清化湿热
- 寒湿黄疸：如果出现胃口不好、脘闷或腹胀、黄色晦暗、大便稀薄的症状,宜温化寒湿

33 肝硬化

> 肝硬化，即肝脏的病理性硬化。它的形成主要来自两方面原因：一是由其他肝病如急性肝炎、慢性肝炎等转变而来，二是其他病症造成的肝脏组织损坏所致，如血吸虫病后期。

● 病因病机

肝硬化是一种常见的慢性肝病。肝硬化的起病与病程发展一般均较缓慢，可隐伏3～5年或十数年之久。临床上早期患者没有明显的症状，后期表现以疲倦乏力、食欲减退及消化不良为主，伴有恶心、厌油、腹部胀气、上腹不适、腹泻、皮肤干枯、面色灰黑、贫血、舌炎、口角炎、多发性神经炎及浮肿等。

● 诊断依据

早期肝硬化：

1. 有无黄疸、慢性腹泻、肝炎和血吸虫病史。

2. 症状：体弱易累、头晕乏力、食欲差、腹泻、腹胀、排气多、面色黑暗无光，尤以两颊更明显，经常性无原因鼻出血，面部有细小红丝（毛细血管扩张）。

3. 体征：早期无明显体征，或仅有肝肿大而质地偏硬；有的脾脏肿大，肝脏并不肿大。

4. 血化验：见血浆总蛋白减低，白蛋白减低，白、球蛋白比例倒置，肝功能试验表示肝细胞功能不良，贫血，红细胞减少。

晚期肝硬化：

1. 症状：消瘦乏力、胃口不好、腹胀、鼻出血、尿少而黄、皮肤干燥、面部晦暗无光，面部或颈胸部有蜘蛛状小红点（称为蜘蛛痣），手掌发红，像俗话说的朱砂手（称为肝掌），足肿，黄疸。

2. 体征：有的患者的肝脏能摸到，质地较硬或坚硬，表面清楚，或有凹凸不平。有的见脾脏肿大，肝脏反而摸不到。

● 常用疗法

肝硬化患者可以选用刮痧疗法，选取背部的大椎穴、心俞穴、肝俞穴、胆俞穴、脾俞穴、肾俞穴，上肢的内关穴，下肢的阴陵泉穴、三阴交穴、行间穴，采用面刮法，每穴刮拭30次。

肝硬化的中医疗法

刮痧疗法

对症取穴

背部：大椎、心俞、肝俞、胆俞、脾俞、肾俞
上肢部：内关
下肢部：阴陵泉、三阴交、行间

时间	运板	次数
10～15分钟	面刮法	30次

背部对症取穴

大椎 第七颈椎棘突下凹陷中

肝俞 背部，第九胸椎棘突下，旁开1.5寸

肾俞 背部，第二腰椎棘突下，旁开1.5寸

心俞 背部，当第五胸椎棘突下，旁开1.5寸

胆俞 背部，第十胸椎棘突下，旁开1.5寸

脾俞 背部，第十一胸椎棘突下，旁开1.5寸

饮食疗法

枸杞炖鳖

材料
鳖250克、枸杞30克、熟地黄30克、红枣10枚。盐、味精各适量。

制法
鳖宰杀后洗净。枸杞、熟地黄、红枣去核洗净。将全部用料一齐放入煲内，加开水适量，文火炖2小时，调味即可。

田七炖乌鸡

材料
田七6克、郁金9克、乌鸡500克、绍兴酒10毫升、姜5克、葱5克、盐5克、大蒜10克。

制法
田七洗净，打碎；郁金洗净润透，切片；乌鸡肉洗净，切块。乌鸡块放入蒸盆内，加入姜片、葱段、蒜片、绍兴酒、盐、田七和郁金，再加入300毫升清水。把蒸盆置蒸笼内，用武火蒸50分钟即可。

●中医专家教你的小窍门

情绪不佳、精神抑郁、暴怒激动都会影响肝功能，所以要保持心情开朗，消除思想负担。盲目过多地滥用一般性药物，会加重肝脏负担，不利于肝脏恢复。

酒能助火动血，长期饮酒，尤其是烈性酒，可导致酒精性肝硬化。忌辛辣刺激之品和坚硬生冷食物，不宜进食过热食物以防并发出血。

34 肝癌

肝癌是癌细胞起源于肝细胞或肝内胆管上皮细胞的癌肿，是一种常见的恶性肿瘤。肝癌的起病隐匿、发展迅速，是一种死亡率很高的疾病。

● 病因病机

肝癌的发病与多种因素的综合作用有关，主要与病毒性肝炎、肝硬化、黄曲霉毒素、饮用水污染等有关。

中医的肝癌属于"积聚""肝积"的范畴，与鼓胀、黄疸、胁痛等病症有一定的关系，大多由情志郁结、酒食伤身、气滞血瘀、湿邪热毒有关。

● 诊断依据

1. 症状。肝癌患者都有肝脏部位疼痛和肝脏肿大，但是肿瘤位置的不同，疼痛的位置也有所不同。肝癌患者大多有黄疸的症状，如果合并肝硬化还可能出现腹水的症状。除此之外，大多数肝癌患者还有浑身乏力、食欲减退、恶心等症状，肝癌患者的发热多为低热，与癌肿的坏死物被吸收有一定的关系。

2. 实验室检查发现甲胎蛋白含量升高，健康人血清中仅有微量，肝癌患者会明显升高。B超可显示直径2厘米以上的肝癌结节，对癌症的早期定位有一定的帮助。

3. 肝癌患者多有并发症，其中以肝性脑病、上消化道出血、肝癌溃破合并感染居多。

● 肝癌的分期

1977年全国肝癌防治研究协作会议制定了肝癌的分期分型标准。该标准将肝癌分为三型三期。

肝癌的分型：

单纯型：临床和化验检查无明显肝硬化表现者。

硬化型：有明显的肝硬化临床和化验表现者。

炎症型：病情发展迅速并伴有持续高热或血清谷丙转氨酶升高1倍以上者。

肝癌的分期：

Ⅰ期：无明显的肝癌症状与体征者。

Ⅱ期：介于Ⅰ期与Ⅲ期之间者。

Ⅲ期：有黄疸、腹水、远处转移之一者。

肝癌的中医疗法

中医认为肝癌是正气不足、气滞、痰凝、血瘀日久而引起的,中医疗法可延长生命、减轻痛苦、防止复发转移,最终实现"长期带癌生存"。

肝脏触诊

肝脏触诊方法

让患者平卧,左右膝部向上屈曲并稍分开。医生立于患者的右侧,左手垫于患者腰部,并向上推压;右手四指并列放在肋缘下面,让患者作深度的腹式呼吸,随着腹壁的起落向肋缘方向略加压力进行触诊。

在人体的右肋下可触及肝脏,质地如触及嘴唇样感觉为质软,如触及鼻尖样感觉为质中等,如触及额角样感觉为质硬。

贴敷疗法

药材
雄黄、明矾、青黛、乳香、没药各 60 克,皮硝 10 克,冰片 3 克,血竭 30 克。

用法
把选用的药材磨成细末,每次取 30 克药末,用 1∶4 的米醋和猪胆汁调匀药末,敷于肝区,药末干的时候可以用胆汁湿润,每天 8 小时。

功用
用于肝癌局部止痛。

●中医专家教你的小窍门

注意预防常见肝病,不食用霉变、油炸食品,不饮用被污染的水,多进食绿茶、木耳、蘑菇和新鲜蔬菜水果等。

要尽早发现肝癌的早期症状,赢得诊疗上的"领先时间",增加肝癌患者的长期生存机会。

35 胃炎

胃炎，是以胃黏膜的非特异性慢性炎症为主要病理变化的慢性疾病。

●病因病机

胃炎的病因主要有三个方面：一是由急性胃炎转变而来；二是由其他疾病引起的续发炎症，如溃疡病、胃癌、胃扩张、胃下垂等；三是由饮食无节制、爱吃生冷辛辣、长期饮酒、过度吸烟、精神刺激等因素诱发所致。

●诊断依据

1. 上腹部不适或疼痛，进食后加重；常有口臭、口苦、嗳气、恶心、食欲不振等症状。

2. 胃酸增高，临床征象可似溃疡病，也可发生胃出血。后期可见营养不良、消瘦、贫血、舌萎缩，部分患者胃酸减低，有时出现腹泻，本病可恶变成胃癌。

3. 胃液分析，查看胃酸值是否正常。

●常用疗法

胃炎患者可以选用拔罐疗法，选取胆俞穴、肝俞穴、脾俞穴、膈俞穴、胃俞穴、三焦俞穴、内关穴、足三里穴，让患者取俯卧位，用闪火法将火罐吸拔在穴位上，留罐15分钟，两日治疗一次，5次为一个疗程。

也可以选用刮痧疗法，选取背部的膈俞穴、肝俞穴、胆俞穴、脾俞穴、胃俞穴、三焦俞穴、肾俞穴、气海俞穴、大肠俞穴，腹部的中脘穴、天枢穴，下肢的阴陵泉穴，采用面刮法，每穴刮拭60次。

●饮食疗法

生姜米醋炖木瓜：生姜5克、木瓜100克，米醋少许。木瓜洗净切块，生姜洗净切片，一同放入砂锅，加米醋和水，用小火炖至木瓜熟即可。吃木瓜喝汤，可随意饮用。

韭菜籽炖猪肚：韭菜籽9克，猪肚1个。猪肚洗净，将韭菜籽放入肚内。猪肚放入碗中，加调料，蒸到烂熟即可。可佐餐食用。

党参黄鳝汤：黄鳝200克、党参20克、红枣10克、佛手5克。把全部材料加适量清水，武火煮沸后，文火煮1小时，调味即可。饮汤食肉，可佐餐用。

胃炎的中医疗法

拔罐疗法

对症取穴

胆俞、肝俞、脾俞、膈俞、胃俞、三焦俞、内关、足三里

操作步骤

让患者取俯卧位

↓

用闪火法将火罐吸拔在穴位上，留罐15分钟

↓

两日治疗一次，5次为一个疗程

背部对症取穴

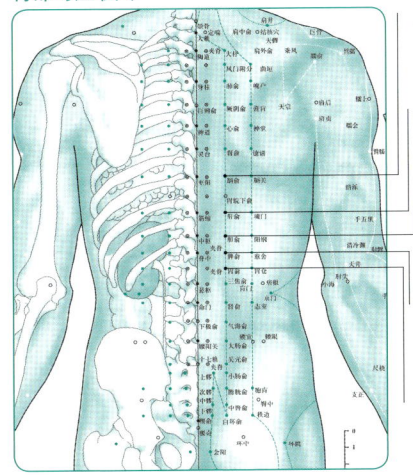

膈俞
背部，当第七胸椎棘突下，旁开1.5寸

肝俞
背部，第九胸椎棘突下，旁开1.5寸

胆俞
背部，第十胸椎棘突下，旁开1.5寸

脾俞
背部，当第十一胸椎棘突下，旁开1.5寸

胃俞
背部，第十二胸椎棘突下，旁开1.5寸

刮痧疗法

对症取穴

背部：膈俞、肝俞、胆俞、脾俞、胃俞、三焦俞、肾俞、气海俞、大肠俞
腹部：中脘、天枢
下肢部：阴陵泉

时间	运板	次数
25分钟	面刮法	60次

胸部对症取穴

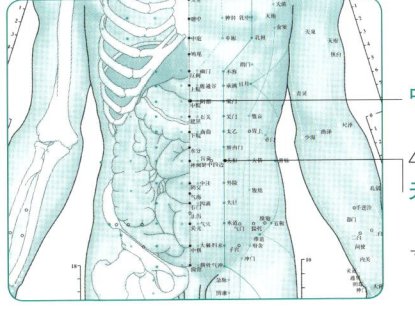

中脘
前正中线上，脐中上4寸

天枢
平脐中，距脐中2寸处

●中医专家教你的小窍门

增加机体抵抗力，增强锻炼，提高自身适应环境改变的能力。

注意饮食卫生，不暴饮暴食，避免或减少食用对胃刺激性过大的食物，及时、彻底治疗胃炎。

36 肾炎

肾炎是一种免疫性疾病,是肾免疫介导的炎性反应,抗原微生物感染人体后,产生不同的抗体,结合成不同的免疫复合物,沉积在肾脏的不同部位,造成的病理损伤。

● 病因病机

肾炎,俗称"腰子病",是两侧肾脏弥漫性非化脓性炎症,由溶血性链球菌或其他细菌感染所引起的变态反应,经常在上呼吸道感染、猩红热或化脓性皮肤病之后发生。

肾炎可分急性和慢性两种。急性症多见于儿童及青少年;慢性症多见于成人,以青壮年为主,大多数患者是一开始就呈慢性过程,只有少数患者是由急性症转变而来。肾小球肾炎多由寒冷和潮湿所诱发,所以患者要注意保暖和保持环境干燥。

● 诊断依据

1. 浮肿:病情初发时,出现轻度浮肿,特别是面部、眼睑及下肢较多见。

2. 血尿、蛋白尿:小便发红,或呈酱色尿,尿量减少。有时会出现小便次数多,小便急痛。小便常规化验时,发现有蛋白质、比较多的红细胞及各种管型存在。

3. 血压升高,有时甚至发生剧烈头痛、恶心、呕吐、抽筋或神志不清等症状,发作持续时间不长,数分钟就停止,停后可以再发,称为"高血压性脑病"。

● 常用疗法

肾炎患者可以选用拔罐疗法,选取志室穴、胃仓穴、京门穴、大横穴,让患者取一定适当体位,用闪火法将火罐吸拔在穴位上,留罐10分钟。每日1次。

也可以选用刮痧疗法,选取背部的脾俞穴、肾俞穴、命门穴,胸腹部的上脘穴、中脘穴、气海穴、关元穴,下肢的三阴交穴、太溪穴,运用面刮法,每穴刮拭30次。

● 饮食疗法

水鸭川朴汤:鲜水鸭1只,川厚朴15克、杜仲15克。把水鸭去毛去肠杂,洗净后切块,与川厚朴、杜仲一起加水适量炖熟,放少许调料,吃肉饮汤,每日1剂,分数次服食。

肾炎的中医疗法

拔罐疗法

对症取穴
志室、胃仓、京门、大横

操作步骤

让患者取一定适当体位

↓

用闪火法将火罐吸拔在穴位上

↓

留罐10分钟,每日一次

背部对症取穴

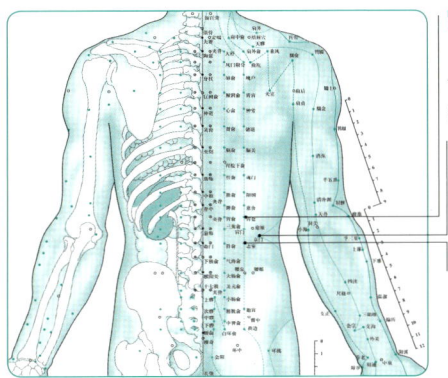

胃仓
　　背部,当第十二胸椎棘突下,旁开3寸

京门
　　在侧腰部,当第十二肋骨游离端的下方

志室
　　腰部,当第二腰椎棘突下,旁开3寸

刮痧疗法

对症取穴
背部：脾俞、肾俞、命门
胸腹部：上脘、中脘、气海、关元
下肢部：三阴交、太溪

时间	运板	次数
15分钟	面刮法	30次

背部对症取穴

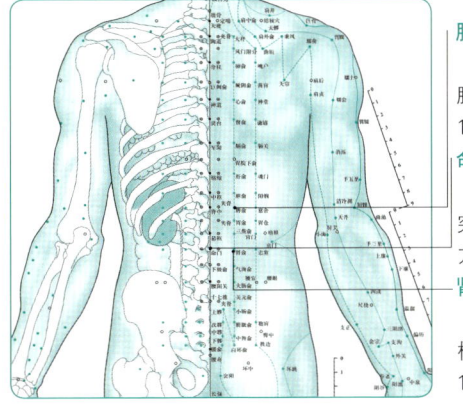

脾俞
　　背部,第十一胸椎棘突下,旁开1.5寸

命门
　　在第二腰椎棘突下,肚脐正后方处

肾俞
　　背部,第二腰椎棘突下,旁开1.5寸

●中医专家教你的小窍门

　　加强身体锻炼,增强机体的抗病能力,以减少上呼吸道感染、咽喉炎、扁桃体炎等疾病侵袭。

　　糖尿病和高血压很容易并发肾炎,极易引起尿毒症。要养成良好的生活习惯,定期进行身体健康检查,及早发现糖尿病和高血压,并有效地控制血糖和血压。

第四章　内科疾病的中医疗法

37 尿路结石

> 尿路结石依据病发的位置,可分为肾结石、输尿管结石和膀胱结石。临床表现有肾绞痛、血尿、尿路梗阻症状和继发性炎症。

● 病因病机

肾是泌尿系形成结石的原发部位,肾结石比其他任何部位的结石更易直接损伤肾脏,因此要尽早诊断和治疗。

肾结石多是夏季形成冬季发病。因为夏天人体大量出汗,如果不及时补水,排尿就会减少,加上紫外线照射皮肤,使体内的维生素D和维生素A增多,以促进小肠吸收钙离子,尿液中排泄的钙就会增多,由于尿量少,钙就会形成结石停留在泌尿系统中。冬季人体不出汗,尿量随之增多,小结石随着尿液向下移动,肾结石的症状才表现出来。一般表现为小腹阵阵刺疼,从侧部开始向腹股沟移动,反胃并呕吐、多汗,严重者尿中带血。如果同时伴有炎症,就会发烧畏寒、频繁小便、排尿疼痛、尿液混浊且有异味。这时就需要马上就医。

● 诊断依据

1. 肾绞痛:从肾区向膀胱及生殖器放射的阵发性剧痛,痛时面色苍白,伴有冷汗、恶心、呕吐等症状。膀胱结石还可能出现尿频、尿急等膀胱刺激症状。

2. 肾区有叩击痛。痛时常伴肉眼血尿,尿解不出。或显微镜检查尿中具有大量红细胞。尿内可能会有结石排出。

3. X线腹部平片检查,可找到结石阴影。有些结石平片不显影,称阴性结石,须泌尿系造影才能发现。

● 常用疗法

尿路结石患者可以选用按摩疗法来辅助治疗,可以选取关元穴和中封穴,关元穴在下腹部,前正中线上,当脐中下3寸;中封穴在足背侧,当足内踝前,商丘与解溪连线之间,胫骨前肌腱的内侧凹陷处。采用按揉法,以有酸胀的感觉为度,先左后右,依次按摩。

尿路结石的中医疗法

按摩疗法 1

关,关卡的意思;元,元首的意思;"关元"指的是任脉气血中的滞重水湿在此处不得上行。因为本穴物质为中极穴吸热上行的天部水湿之气,到达本穴后,大部分水湿被冷降于地,只有小部分水湿之气吸热上行,此穴位就如同天部水湿的关卡一样,所以名"关元"。

以左手中指指腹按压穴位,另手中指指腹按压左手中指指甲上,同时用力揉按穴位,有酸胀的感觉。每次左右手中指在下,各揉按 1～3 分钟,先左后右。

关元
正坐,双手置于小腹,掌心朝下,左手中指指腹所在位置的穴位即是

按摩疗法 2

中,正中的意思;封,封堵的意思;"中封"的意思是指肝经风气在此穴位势弱缓行,并化为凉性水气。本穴物质为太冲穴传来的急劲风气,由于本穴位处足背的转折处,急劲风气行至本穴后,因经脉通道弯曲而受挫,急行风气变得缓行势弱,就像被风堵住了一样,所以名"中封",也名"悬泉穴"。

用大拇指指腹揉按穴位,有酸、胀、痛的感觉。每次左右各揉按 3～5 分钟,先左后右。

中封
正坐,将右脚置于左腿上,左手掌从脚后跟处握住,四指在脚后跟,拇指位于足内踝前侧,拇指的位置即是

●中医专家教你的小窍门

如果确定患了尿路结石,要多运动,多喝白开水,不要饮用含糖饮料。

结石排出后,还要继续服用一段时间益气活血和清热利尿的药剂,以防止结石复发。

38 高血压

> 高血压，又称原发性高血压，是一种以体循环动脉压升高为主的常见病。其发病原因尚不明确，但通常认为和长期精神紧张和遗传有关。

● 病因病机

高血压是一种以动脉血压升高为主要表现的疾病。一般临床表现为血压持续地超过140／90毫米汞柱，多并有晕眩、头痛、头胀、耳鸣、心慌、手指发麻、面红、烦躁、失眠等症状，临床治疗常服用各种降压药物，但多有不同程度的副作用影响治疗效果。

中医认为高血压是肝肾阴阳失调引起，西医认为是由于神经中枢调节血压功能紊乱所引起的。临床上很多高血压病人特别是肥胖病人常伴有糖尿病，而糖尿病也较多的伴有高血压，因此将两者称之同源性疾病。糖尿病人由于血糖增高，血液黏稠度增加，血管壁受损，血管阻力增加，易引起高血压。体重超重、膳食中高盐、过度饮酒和吸烟、社会心理因素等都与高血压的发生密切相关。

● 诊断依据

1. 症状复杂，常见的症状有：头痛、头晕、头胀、耳鸣、心悸、四肢发麻、颈项僵硬、烦躁、失眠等。

2. 血压在18.62／11.97千帕（140／90毫米汞柱）以上。

● 常用疗法

高血压患者可以选用按摩疗法，选取百会穴和风府穴，百会穴在头部，当前发际正中直上5寸，或两耳尖连线的中点处；风府穴在项部，当后发际正中直上1寸，枕外隆凸直下，两侧斜方肌之间凹陷中。

也可以选用拔罐疗法，让患者取坐位，在对穴位进行常规消毒后，先用三棱针在大椎穴上点刺并使之有少量血液渗出，然后用闪火法将火罐迅速拔在穴位上，留罐5~15分钟。起罐后擦干净血迹并用棉纱包裹，以防感染。这种治疗每周1次，5次为1个疗程。

● 饮食疗法

山楂降压汤：山楂15克、猪瘦肉200克、食用油30毫升、姜5克、葱10克、鸡汤1000毫升。瘦猪肉切片；姜拍松；葱切段。锅内加入食用油，烧至六成熟时，下入姜、葱爆香，加入鸡汤，烧沸后下入猪肉、山楂、盐，用小火炖50分钟即可。

高血压的中医疗法

按摩疗法

 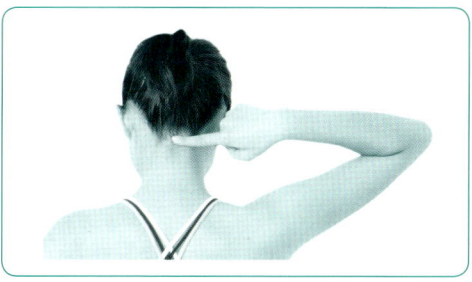

按摩部位	百会	按摩手法	按揉
按摩时间	3分钟	按摩力度	3

按摩部位	风府	按摩手法	按揉
按摩时间	2分钟	按摩力度	3

拔罐疗法

让患者取坐位，在对穴位进行常规消毒后，先用三棱针在大椎穴点刺并使之有少量血液渗出，然后用闪火法将火罐迅速拔在穴位上，留罐5～15分钟。起罐后擦干净血迹并用棉纱包裹，以防感染。每周一次，5次为一个疗程。

大椎
位于人体的颈部下端，第七颈椎棘突下凹陷处

●中医专家教你的小窍门

患者平时要注意饮食调节，以低盐、低动物脂肪饮食为宜，并避免进食富含胆固醇的食物。

合理安排作息时间，生活要有规律，避免过度劳累和精神刺激。应早睡早起，不宜在临睡前活动过多和看刺激性的影视节目。

注意保暖，避免受寒。因为寒冷可以引起毛细血管收缩，易使血压升高。病人如出现头痛、呕吐等高血压症状，需立即送医院治疗。

39 低血压

低血压是大脑皮质血管运动中枢的一种神经官能症的表现,具体表现为神经血管压力不足导致的血压降低。

● 病因病机

低血压的标准时收缩压低于90毫米汞柱,舒张压低于60毫米汞柱,脉压差常低于20毫米汞柱(1毫米汞柱≈133帕)。

低血压患者常有头晕、耳鸣、眼花、气短无力、无汗等症状,严重的患者会有胸闷的感觉,甚至还会出现晕厥的情况。

中医认为,低血压是由于气阴两虚、气虚阳衰或是肾阳虚弱导致的,属于"眩晕""晕厥"的范畴之内。

● 低血压的预防

人的血压变化,除了受到神经系统和内分泌系统的影响之外,还会受到气温的影响,当人体处于气温较高的环境中,血管松弛舒张,血压会下降;人在躺着、蹲着的时候,突然站起来会出现头晕眼花的情况,也是由于直立性低血压的原因;另外,男性还要注意领带的松紧,如果领带或上衣扣子系得过紧,也会压迫颈动脉,引起血压降低。

低血压的人最好多吃蔬菜,适宜多吃益气、补血、健脾的菠菜、西红柿、苹果、鸡肉、羊肉、狗肉、黑豆等来调养身体,尽量少吃芹菜、冬瓜、绿豆等容易引起低血压的食品。

有低血压症状的人不要饮酒,以免血管先扩张后收缩,出现意外情况。早晨起床之后,最好先饮用一杯温水,可以扩充血管容量,维持正常的血压。

● 常用疗法

低血压患者可以采用拔罐疗法来辅助治疗,取命门穴、神阙穴、曲池穴、足三里穴,可以采用单纯拔罐法,也可以采用留针罐法,让患者采用适宜的体位,拔罐部位用酒精消毒,用闪火法将罐吸拔在点刺的穴位上。留罐10~15分钟。每日或隔日1次。

也可以采用足浴疗法,用生麻黄40克,精盐5克。生麻黄入锅,加适量水,煎煮20分钟,滤去渣滓,加入精盐,然后泡足。每日1次,每次20分钟,20天1个疗程。

低血压的中医疗法

拔罐疗法

低血压患者可以采用拔罐疗法来辅助治疗，取命门、神阙、曲池、足三里等穴位，可以采用单纯拔罐法，也可以采用留针罐法。

让患者采用适宜的体位，拔罐部位用酒精消毒

↓

用闪火法将罐吸拔在点刺的穴位上

↓

留罐10~15分钟。每日或隔日1次

 命门
正坐，伸两手至背腰后，大指在前，四指在后。左手中指指腹所在位置的穴位即是

足浴疗法

■ 材料
生麻黄40克，精盐5克。

■ 治疗方法
生麻黄入锅，加适量水，煎煮20分钟，滤去渣滓，加入精盐，然后泡足。每日1次，每次20分钟，20天1个疗程。

麻黄味辛，微苦，性温，对治疗低血压有一定的辅助作用

●中医专家教你的小窍门

低血压患者的饮食要避免寒凉，要忌食玉米、地瓜、西瓜、冬瓜、生萝卜、绿豆等容易引起低血压的食品。

避免暴饮暴食，以免引起低血压恶化，引发并发症危及生命。

40 冠心病

> 冠心病是老年多发病，主要症状表现是胸部发生一种压榨性的疼痛，并可迁延至颈、颌、手臂及胃部。

● 病因病机

冠心病的症状有眩晕、气促、出汗、寒战、恶心及昏厥。严重患者可能因为心力衰竭而死亡。

冠心病的确切病因尚不完全清楚，中医认为是正气亏虚、痰浊、瘀血、气滞、寒凝，引起心脉痹阻不畅所致。该病与高血压、高脂血症、高黏血症、糖尿病、内分泌功能低下及年龄大等因素有关。吸烟与冠心病之间存在着明显的量与反应的对应关系，久坐及吸烟者患病概率更大。

中医认为冠心病是年老体衰、饮食不节、劳逸不当、寒邪侵袭导致的，属于"胸痹"的范畴。

● 常用疗法

冠心病患者可以采用按摩疗法来辅助治疗，选用屋翳穴和心俞穴，屋翳穴在胸部，当第二肋间隙，距前正中线4寸；心俞穴在背部，当第五胸椎棘突下，旁开1.5寸。

也可以采用贴敷疗法，用丹参、三七、檀香、乳香、没药、桃仁、红花、王不留行、血竭、郁金、莪术、冰片各适量。把上述药材研成细末，调成膏状，贴敷于左心俞，7天更换1次。

● 饮食疗法

玉竹炖猪心：玉竹50克、猪心500克，生姜、葱、花椒、食盐、白糖、味精、香油各适量。将玉竹洗净，切成段；猪心剖开，洗净血水，切块。将玉竹、猪心、生姜、葱、花椒同置锅内煮40分钟。下食盐、白糖、味精和香油于锅中即可。趁热空腹分2次食用。

山药白果粥：山药300克、瘦肉30克、香菜5克、白果10克、大枣4粒。山药切片，大枣泡发切碎，瘦肉剁蓉，姜切丝，葱切花，香菜切末。砂锅中注水烧开，放入米煮成粥，放入白果、山药煮5分钟后加入大枣、瘦肉、姜丝煮烂，以盐和鸡精调味即可。

冠心病的中医疗法

按摩疗法

按摩部位	屋翳	按摩手法	按揉
按摩时间	1分钟	按摩力度	2

按摩部位	心俞	按摩手法	一指禅推法
按摩时间	2分钟	按摩力度	3

贴敷疗法

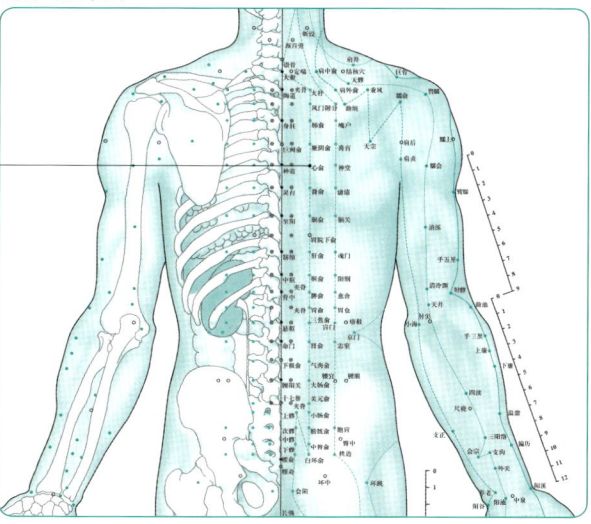

背部对症取穴

心俞 —— 背部，第五胸椎棘突下，旁开1.5寸

药材

丹参、三七、檀香、乳香、没药、桃仁、红花、王不留行、血竭、郁金、莪术、冰片各适量。

贴敷方法

把上述药材研成细末，调成膏状，贴敷于左心俞，7天更换1次。

●中医专家教你的小窍门

合理饮食，不要偏食，不宜过量。生活要有规律，避免过度紧张；保持足够的睡眠，培养多种情趣；保持情绪稳定，切忌急躁、激动或闷闷不乐；多喝茶，不吸烟，不酗酒。

41 心绞痛

心绞痛是冠状动脉供血不足，心肌急剧的、暂时缺血与缺氧所引起的以发作性胸痛或胸部不适为主要表现的临床综合征。

● 病因病机

本病多见于男性，多数病人在40岁以上，劳累、情绪激动、饱食、受寒、阴雨天气、急性循环衰竭等为常见的诱因。

● 诊断依据

1. 心绞痛应是压榨紧缩、压迫窒息、沉重闷胀性疼痛，其实也并非"绞痛"。少数病人可为烧灼感、紧张感或呼吸短促伴有咽喉或气管上方紧榨感。疼痛或不适感开始时较轻，逐渐加剧，然后逐渐消失，很少受体位改变或深呼吸所影响。

2. 疼痛或不适处常位于胸骨或其邻近，也可发生在上腹至咽部之间的任何部位，但极少在咽部以上。有时可位于左肩或左臂，偶尔也可伴于右臂、下颌、下颈椎、上胸椎、左肩胛骨间或肩胛骨上区，然而位于左腋下或左胸下者很少。对于疼痛或不适感分布的范围，病人常需用整个手掌或拳头来表示，仅用一手指的指端来指示者极少。

3. 持续时间多为3～5分钟，偶有达30分钟的。

4. 诱发因素以体力劳累为主，其次为情绪激动、上楼、平地快步走、饱餐后步行、逆风行走，甚至用力大便或将臂举过头部的轻微动作，暴露于寒冷环境、进冷饮、身体其他部位的疼痛，以及恐怖、紧张、发怒、烦恼等情绪变化，都可诱发。但自发性心绞痛可在无任何明显诱因下发生。

● 常用疗法

心绞痛患者可以采用拔罐疗法，选取至阳穴，当心绞痛发作时，首先要对穴位皮肤进行消毒。然后用三棱针迅速点刺至阳穴并使之点刺出血，最后采用闪火法将罐吸拔至阳穴上。留罐5分钟，疼痛可得到快速缓解。

也可以选用刮痧疗法，选取头部的太阳穴，胸腹部的膻中穴、中府穴，上肢部的内关穴、神门穴，采用面刮法，每个穴位刮拭50次。

心绞痛的中医疗法

拔罐疗法

所选穴位
至阳

操作步骤

当心绞痛发作时,首先要对穴位皮肤进行消毒

然后用三棱针迅速点刺至阳穴并使之点刺出血,最后采用闪火法将罐吸拔至阳穴上

留罐 5 分钟,疼痛可得到快速缓解

背部对症取穴

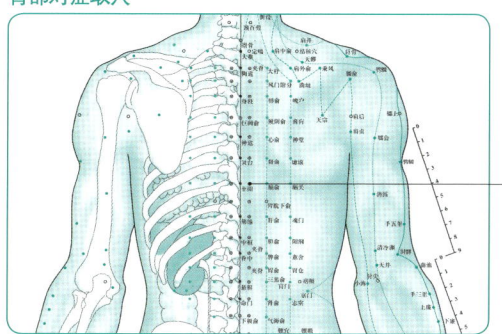

至阳
位于第七胸椎棘突下凹陷中处即是

刮痧疗法

对症取穴
头部:太阳
胸腹部:膻中、中府
上肢部:内关、神门

时间	运板	次数
30 分钟	面刮法	50 次

头胸部对症取穴

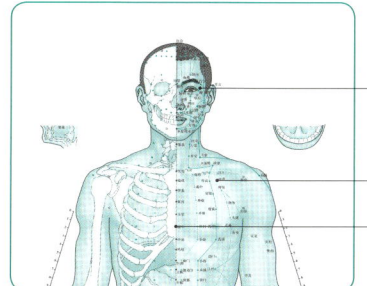

太阳
在耳廓前面,前额两侧,外眼角延长线的上方。在两眉梢后凹陷处

中府
胸前壁的外上方,前正中线旁开 6 寸,平第一肋间隙处

膻中
位于胸部,当前正中线上,平第四肋间,两乳头连线的中点

●中医专家教你的小窍门

起居有常:早睡早起,避免熬夜工作,睡前不宜看紧张、恐怖的小说和电视。
身心愉快:应忌暴怒、惊恐、过度思虑以及过喜。
饮食调摄:饮食宜清淡,多食易消化的食物,少食多餐,晚餐量要少。
戒烟少酒:应绝对戒烟。少量饮啤酒、黄酒、葡萄酒等低度酒可促进血脉流通,气血调和。

42 糖尿病

> 糖尿病是胰岛功能减退而引发的糖、蛋白质、脂肪、水和电解质等一系列代谢紊乱综合征。典型病例可出现多尿、多饮、多食、消瘦等表现,即"三多一少"症状。

● 病因病机

糖尿病的重症患者会出现肺结核、高血压病、肾及视网膜微血管的病变等。

胰岛在胰腺内,可以分泌胰岛素。胰岛素的作用是促进糖代谢。当胰岛素分泌过少时,人体的糖代谢速度慢,就会发生糖尿病,使患者血糖上升,尿中含糖。

中医称糖尿病为"消渴"。按照病情轻重,本病可分为上消(肺消)、中消(胃消)、下消(肾消)。多因火热耗津,或阴火上蒸肺胃,导致肾虚、肺燥、胃热,最终导致本病。

● 诊断依据

1. 此病的主要特征:多饮、多食、多尿、消瘦。

2. 皮肤容易反复感染,经常会生痈、疖。

3. 小便检查:尿糖阳性,空腹血糖>6.1毫摩尔/升,餐后2小时血糖>11.1毫摩尔/升。

4. 酮中毒:如有厌食、恶心、呕吐、腹痛时,或嗅到苹果味,应考虑糖尿病酮中毒的可能。严重的患者可出现昏迷、大口呼吸、血压下降、手足发冷、反射迟钝或消失等症状。尿糖呈阳性,尿酮呈阳性。

● 常用疗法

糖尿病患者可以采用按摩疗法来辅助治疗,选取中脘穴和中极穴,中脘穴位于上腹部,前正中线上,当脐中上4寸;中极穴在下腹部,前正中线上,当脐中下4寸。

也可以采用刮痧疗法,选取背部的大椎穴、肺俞穴、肝俞穴、脾俞穴、肾俞穴、命门穴,胸腹部的中脘穴、关元穴,上肢的鱼际穴、太渊穴,下肢的三阴交穴、太溪穴、太冲穴,运用推刮法,每个穴位刮拭50次。

● 饮食疗法

韭菜茶:韭菜100克。把韭菜洗净后切成4厘米长的小段,加水1000毫升,大火把水煮开后转小火再煮15分钟,滤渣后当茶喝。不要加任何调料,每天喝三次,连喝一周。

糖尿病的中医疗法

按摩疗法

按摩部位	中脘	按摩手法	一指禅推法
按摩时间	1分钟	按摩力度	3

按摩部位	中极	按摩手法	一指禅推法
按摩时间	1分钟	按摩力度	4

刮痧疗法

对症取穴

背部：大椎、肺俞、肝俞、脾俞、肾俞、命门
胸腹部：中脘、关元
上肢部：鱼际、太渊
下肢部：三阴交、太溪、太冲

时间	运板	次数
30分钟	推刮法	50次

胸腹部对症取穴

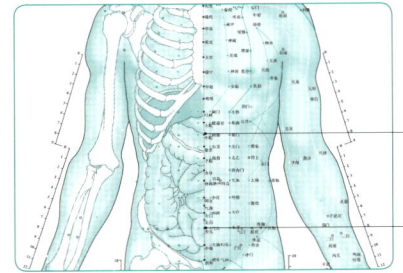

中脘 前正中线上，脐中上4寸
关元 位于下腹部，前正中线上，当脐中下3寸

●中医专家教你的小窍门

按摩穴位前，最好配合腹肌拿揉5遍，小腿内侧按揉5分钟，腰背部按揉5分钟，效果更好。按摩可加强胰脏功能，减少并发症的发生。

在保证机体合理需要的情况下，应限制粮食、油脂的摄入，忌食糖类。饮食应以适量米、面、杂粮配以蔬菜、豆类、瘦肉和鸡蛋等，戒烟酒、浓茶和咖啡等。

43 痛风

> 痛风是由于嘌呤代谢紊乱引起的血尿酸持续增高并造成组织器官损伤的一种代谢性疾病，分为原发性和继发性两大类。

● 病因病机

随着人们生活水平的提高，饮食结构的改变，痛风也成为了一种常见疾病，近年来发病率明显增加，男性患者居多。

中医认为痛风属于"痹病"的范畴，本病的发生与先天、后天因素都有关系，人体免疫力低下，风、寒、热等邪气侵犯关节所导致，发病位置多在四肢，但是会有严重的并发症，多在肾脏等部位。

● 诊断依据

1. 发病的初期大多没有任何症状，实验室检查会有血尿酸持续或波动性升高。急性关节炎发作期，患者会感觉到午夜突发的关节疼痛，关节附近可能出现脱皮、瘙痒等症状，转为慢性发作期后关节疼痛发作会较频繁，患处皮肤会出现溃疡。

2. 大多数痛风患者都有肾脏病变，甚至有些患者只有肾脏病变，而没有关节炎的症状。

3. 发病部位有肿胀发热现象，关节僵硬，活动受限。

4. 实验室检查发现血尿酸值高，X光检查会发现邻近关节的骨质有圆形或不整齐的穿凿样透明缺损。

● 常用疗法

按摩治疗痛风是根据痛风的关节炎症状和疼痛部位选取相应关节附近的穴位进行按摩，来缓解患者的疼痛，是痛风的辅助治疗方法。由轻到重，每日1次，7次为一个疗程。

也可以选用刮痧疗法，选用大椎穴、天柱穴至肩井穴，天柱穴至膏肓穴、神堂穴等经络穴位，运用推刮法，每个穴位刮拭50次。

痛风的中医疗法

按摩疗法

按摩治疗痛风是根据痛风的关节炎症状和疼痛部位选取相应关节附近的穴位进行按摩，来缓解患者的疼痛，是痛风的辅助治疗方法。由轻到重，每日1次，7次为一个疗程。

对症按摩
- 方法一：点按大椎、风池、肾俞，揉拿手、足三阴经，点按手三里、肩贞、合谷等穴位，适用于痛风各症
- 方法二：按揉足临泣、地五会等穴位和足部关节至踝关节，适用于痛风偏下肢症状者
- 方法三：点揉手背侧，合谷、阳溪、阳池穴以及手部小关节至腕关节，适用于痛风偏上肢症状者

手部对症取穴

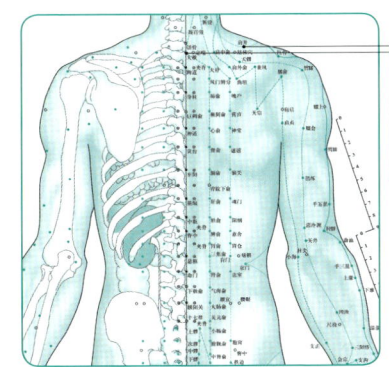

阳池　手腕部位，即腕背横纹上，前对中指、无名指指缝。或在腕背横纹中，当指伸肌腱的尺侧缘凹陷处

阳溪　腕背横纹桡侧，拇指向上翘起时，拇短伸肌腱与拇长伸肌腱之间的凹陷中

合谷　手背第一、二掌骨间，第二掌骨桡侧的中点处

刮痧疗法

对症取穴
大椎、天柱至肩井穴，天柱至膏肓、神堂等经络穴位

时间	运板	次数
30分钟	推刮法	50次

背部对症取穴

肩井　人体的肩上，大椎与肩峰端连线的中点

大椎　第七颈椎棘突下凹陷中

●中医专家教你的小窍门

痛风患者应该多饮水，以加快尿酸的排泄，每天不少于8杯水。

多吃碱性和低嘌呤含量的食品，例如白菜、黄瓜、萝卜、香蕉、苹果等。不宜食用动物的内脏和海鲜，忌酒，尤其是啤酒。

44 流行性乙型脑炎

> 流行性乙型脑炎简称乙脑，是由乙脑病毒引起的传染病。夏秋季是多发期，经蚊虫等吸血昆虫传播，多发于儿童。

●病因病机

此病发病急，主要特征是高烧不退、昏迷、抽搐，可伴有头痛、呕吐、嗜睡等症状，有些患者病情恢复后，还有精神障碍、智力减退、四肢强直等后遗症。

中医认为乙脑的内因是由于正气亏损，或是过劳耗津所导致的，外因是暑热疫毒，或者是湿邪入侵所导致。

●诊断依据

1. 乙脑起病较急，大多数患者先出现发热症状，热度上升非常快，持续不退，患儿还有呼吸道和腹泻症状。病后2~3天初期的各种症状持续加重，高热不退，可出现意识障碍，甚至会进入昏迷状态。

2. 实验室检查患者血液中白细胞含量会增加，脑脊液呈无菌性变化。发病初期可在血液和脑脊液中分离病毒为阳性。

●常用疗法

乙脑的高热可能导致失语和瘫痪，中医的针灸疗法对于这些并发症有辅助治疗作用。失语患者选取风池穴、风府穴、下关穴、颊车穴；上肢瘫痪患者选取曲池穴、肩髃穴、外关穴、大椎穴；下肢瘫痪患者选取阳陵泉穴、足三里穴、阴陵泉穴、绝骨穴。

也可以选用刮痧疗法，患者取卧位，刮拭脊柱两侧40~60次，刮拭时掌握好指力与肘力，不要太重，还要注意保持湿润，每天2~3次。

●乙脑患者的食疗

乙脑患者发热期的饮食只能吃一些清淡、营养的流质或半流质食物，如西红柿汁、豆浆、牛奶、藕粉、西瓜汁、果汁等。严重者如呕吐剧烈不能进食，要及时输液。恢复期的患儿更要加强营养和进行体育锻炼，增强体质。

乙脑的中医疗法

针灸疗法

乙脑的高热可能导致失语和瘫痪，中医的针灸疗法对于这些并发症有辅助治疗作用。

对症取穴

失语：风池、风府、下关、颊车

上肢瘫痪：曲池、肩髃、外关、大椎

下肢瘫痪：阳陵泉、足三里、阴陵泉、绝骨

头部侧面对症取穴

下关
面部耳前方，当颧弓与下颌切迹所形成的凹陷中

风府
后发际正中直上1寸，枕外隆凸直下凹陷中

风池
位于后颈部，枕骨下，胸锁乳突肌与斜方肌上端之间的凹陷处

颊车
在下颌角前上方的一横指按之凹陷处，当咀嚼时口咬肌隆起最高点

刮痧疗法

患者取卧位，刮拭脊柱两侧40~60次，刮拭时掌握好指力与肘力，不要太重，还要注意保持湿润，每天2~3次。

时间	运板	次数
10分钟	面刮法	40~60次

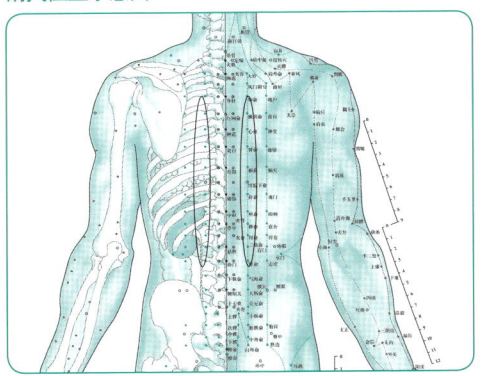

刮拭位置示意图

●中医专家教你的小窍门

防治脑炎首先要注意防蚊灭虫，控制和管理传染源，尽早发现病情，做好隔离和治疗。

10岁以下儿童和易感人群要注意定期接种疫苗。

第四章 内科疾病的中医疗法

45 病毒性肝炎

病毒性肝炎是由多种不同肝炎病毒引起的以肝脏受害为主的传染病。目前，肝炎病毒主要分为甲、乙、丙、丁、戊型5种肝炎病毒，主要表现为短期内持续多天乏力、食欲减退、厌油、腹胀、溏便和肝区痛等。

●病因病机

现代医学虽然很发达，但对于病毒性肝炎目前尚无可靠而满意的药物。一般是以适当休息和合理饮食为主，以药物治疗为辅。

●常用疗法

肝炎患者可以选用按摩疗法来辅助治疗，选取期门穴和厉兑穴，期门穴在胸部，当乳头直下，第六肋间隙，前正中线旁开4寸；厉兑穴在足第二趾末节外侧，距指甲角0.1寸。

也可以选用拔罐疗法，选取至阳穴、肝俞穴、胆俞穴、脾俞穴，患者取卧位，采用刺络罐法先用三棱针点刺各穴，用闪火罐法把罐吸拔在点刺穴位上留罐5~10分钟，每日1次。

●肝炎患者的食疗

在日常饮食中，采用少食多餐的原则，多补充营养。在烹调方法上，不要用煎、炸、烤，多用蒸、煮、炖。除了多喝流质食物补足液体外，还要增加维生素的供给，如维生素B_1、维生素B_2等B族维生素以及维生素C，对于改善肝炎症状有重要作用。

病毒性肝炎的中医疗法

按摩疗法

按摩部位	期门	按摩手法	拇指压法
按摩时间	3～5分钟	按摩力度	3

按摩部位	厉兑	按摩手法	拇指压法
按摩时间	1～3分钟	按摩力度	3

拔罐疗法

对症取穴
至阳、肝俞、胆俞、脾俞

操作步骤

患者取卧位,采用刺络罐法

↓

先用三棱针点刺各穴,用闪火罐法把罐吸拔在点刺穴位上

↓

留罐5～10分钟,每日一次

背部对症取穴

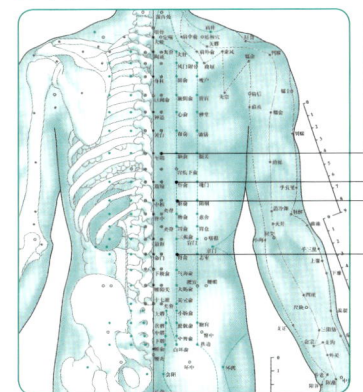

至阳
背部,第七胸椎棘突下凹陷中

肝俞
背部,第九胸椎棘突下,旁开1.5寸

胆俞
背部,第十胸椎棘突下,旁开1.5寸

肾俞
背部,第二腰椎棘突下,旁开1.5寸

●中医专家教你的小窍门

要严格控制传染源,切断传播途径。急性肝炎的患者要进行隔离治疗,加强饮水、饮食的管理。

肝炎患者要保持良好的心态,忌烟忌酒,在医生的指导下用药。

46 伤寒

> 伤寒是伤寒杆菌引起的一种急性肠道传染病，多发于秋季。主要症状是持续高烧，患者头痛、食欲不振、腹胀、身体急剧消瘦、抵抗力显著降低，重症病人还表现为支气管肺炎、心脏循环衰竭、消化道出血等。

●病因病机

患者从发病到治愈要一个月左右，除了要积极配合治疗外，还要合理饮食，减少并发症的发生。因为伤寒的主要病变在小肠，发病 2 周后，小肠易引起溃疡，消化能力大大降低，如果饮食稍不注意，就可能发生肠出血或肠穿孔而危及生命。

●常用疗法

伤寒患者可以服用二连汤，选取黄连 13 克，连翘 16 克，水煎服，用水煎后去渣滓，分两次温服，每日一剂。

也可以采用针灸疗法辅助治疗，选用气海穴和关元穴，气海穴在腰部，当第三腰椎棘突下，旁开 1.5 寸；关元穴在下腹部，前正中线上，当脐中下 3 寸。

●伤寒患者的食疗

患者由于持续高热，身体的营养消耗很大，有人计算，在伤寒病的严重阶段，患者每天可减少体重 500 克以上。所以病人要补充高热量、多营养、易消化的流质或半流质饮食，如小米汤、菜汤、蜂蜜水、果子水、蛋花汤、肉汤、藕粉、大米粥等。采用少量多餐的进食方法，每日进食增加为 6～7 次。每天的饮水量保证在 3000 毫升以上。水分不仅有利于体温下降，还有利于各种代谢废物和细菌毒素排出体外，以减轻病情。此外，还要补充足够的维生素和无机盐，特别是 B 族维生素和维生素 C。

总之，在患病期间，饮食以流质为主，忌一切坚硬、生冷、油炸、纤维丰富、有刺激性的调味品等食物，不能暴饮暴食。

伤寒的中医疗法

单验方

选材
黄连 13 克，连翘 16 克。
用法
水煎服，用水煎后去渣滓，分两次温服，每日一剂。
对症
主治伤寒。

黄连
大苦大寒，过服久服易伤脾胃，脾胃虚寒者忌用。苦燥伤津，阴虚津伤者慎用。

针灸疗法

可以采用针灸疗法治疗伤寒，选用气海穴和关元穴进行对症治疗。

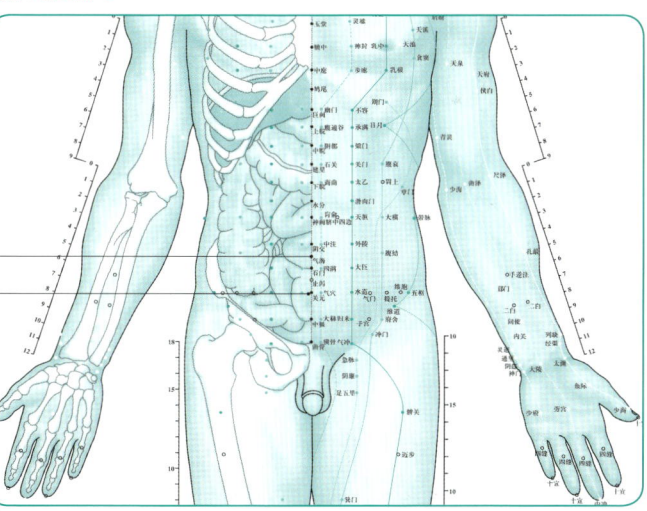

腹部对症取穴

气海
位于体前正中线，脐下 1 寸半

关元穴
属任脉的穴位，穴在身前正中线、脐中下 3 寸处

●中医专家教你的小窍门

伤寒患者要尽快隔离治疗，所接触物品要及时消毒。对伤寒患者的接触者也要密切观察，以切断传染源。

锻炼身体，提高人体免疫力，可以接种伤寒疫苗，预防传染病的发生。

47 痢疾

> 痢疾是由痢疾杆菌引起的急性肠道传染病，症状为腹痛、腹泻、发烧、大便中有脓性分泌物或血。

● 病因病机

痢疾发作时，分为急性期和慢性期。一般前两天为急性期，此时症状非常明显。这一时期要禁食，以辅液补给身体营养，让肠道得到彻底清理和休息。

中医认为病变主要在脾胃与大小肠，致病原因多是感受外邪、饮食所伤和脏腑虚弱等。

● 常用疗法

痢疾患者可以采用耳压疗法，用毫针柄的钝端刺激大肠、小肠、直肠的下段，如果病情严重影响进食的患者还可以刺激贲门的对应位置。

也可以选用艾灸疗法，可以选用足三里穴、天枢穴、上巨虚穴，采用隔盐灸，先把盐放在穴位上，再把艾炷置于盐上，点燃艾炷，以温热舒适感为度，每穴灸3~5炷，每日1次，5天为1个疗程。

● 痢疾患者的食疗

待症状缓解后，进入慢性期，开始进食清淡的流质食品，如米汤、稀藕粉，以少食多餐为原则，每日增加至6次，并适当饮用盐开水。大便次数再次减少后，饮食上仍以流食食物为主，但种类增加，可以吃鸡蛋羹、蛋花汤、果汁、菜汁等。之后，根据病情，食物逐渐增稠，原则上易消化，没有刺激性，不产生胀气即可。在恢复到正常人的饮食之前，可以吃白米粥、细挂面、薄面片、烤面包、烤馒头片、鱼肉、鸡肉末等。

在患者没有完全恢复以前，忌食用粗粮、豆类、牛奶及含纤维高的蔬菜和水果。但是可以将新鲜的果蔬制成菜泥、果泥、果汁等。

在食疗偏方中，可选用具有杀菌作用的食物，如茶叶和蒜。多饮茶，或者每天食用大蒜，食用的数量可根据胃部的抵抗能力，逐渐增加至每日3次。

痢疾的中医疗法

耳压疗法

用毫针柄的钝端刺激大肠、小肠、直肠的下段，如果病情严重影响进食的患者还可以刺激贲门的对应位置。

艾灸疗法

可以选用足三里、天枢、上巨虚等穴位，采用隔盐灸，先把盐放在穴位上，再把艾炷置于盐上，点燃艾炷，以温热舒适感为度，每穴灸3～5炷，每日1次，5天为1个疗程。

天枢　仰卧或正坐，双手手背向外，拇指与小指弯曲，中间三指并拢，以食指指腹贴于肚脐，无名指所在之处即是

●中医专家教你的小窍门

要做好痢疾患者排出物的消毒处理，管理好水源，防止病菌继续传播。注意饮食和用水的卫生，痢疾流行期间可以多食用大蒜，具有消毒的作用。

第五章

外科疾病的中医疗法

外科疾病大多需要手术来切除、修补病灶部位，从而达到治疗效果。是否需要手术也是区别内科疾病和外科疾病的标准，本章教你如何利用中医疗法来治疗常见外科疾病。

DIWUZHANG

- 痈
  外治＋针灸，远离痈痛的烦恼
- 丹毒
  荷叶、蒲公英、马齿苋，用外治法治疗丹毒
- 败血症
  针灸＋耳压，辅助治疗败血症
- 乳腺炎
  针灸＋刮痧，防治乳腺炎有特效
- 乳腺增生
  按摩肩井、天宗，消除女性隐痛
- 湿疹
  拔对肺俞、委阳，湿疹不再复发
- 荨麻疹
  拔罐＋刮痧，赶走烦人的瘙痒
- 手足癣
  选择针灸疗法，轻松治愈手足癣

本章看点

48 痈

痈，属于阳证。它是指多个毛囊和皮脂腺的急性化脓性感染，致病细菌多为金黄色葡萄球菌或白色葡萄球菌。

● 病因病机

痈，多发于脖颈处和背部。患于脖颈处的痈，俗称"脑疽"；患于背部的，俗称"发背""搭手"。痈，多见于成年人，有糖尿病的人更易发生，且不易愈合。

痈在中医中属于"有头痈"的范畴，中医认为痈的病因是外感湿热，五脏蕴毒，气血凝滞导致的疾病。

● 诊断依据

1. 痈刚发作时，为粟粒样白头，然后，红肿范围逐渐扩大，在中央形成多个脓头似蜂窝状，周围组织红肿硬结，疼痛剧烈。

2. 体温在38～39℃，严重的可能会有高热、寒战、头痛、头昏等症状出现，以致形成全身性感染。

3. 实验室检查发现，白细胞总数增加，浓液培养多见金黄色葡萄糖菌生长，另外还可以通过常规检测发现有无尿糖阳性反应。

● 常用疗法

痈刚发作时，可采用新鲜草药或金黄膏外敷。在脓肿形成或坏死组织未脱时，可作"+"、"++"形切开引流，创面用八二丹、九一丹、金黄膏或红油膏外敷。

也可以选用针灸疗法，选取身柱穴、灵台穴、委中穴，用三棱针在所取穴位上点刺，并挤血数滴。每日1次，5次为一个疗程。

痈的中医疗法

外治法

痈刚发作时，可采用新鲜草药或金黄膏外敷。在脓肿形成或坏死组织未脱时，可作"+"、"++"形切开引流，创面用八二丹、九一丹、金黄膏或红油膏外敷。

针灸疗法

用三棱针在所取穴位上点刺，并挤血数滴。每日1次，5次为一个疗程。

对症取穴

背部：身柱、灵台
下肢部：委中

背部对症取穴

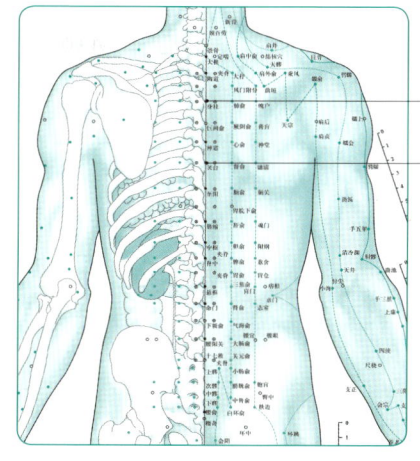

身柱
第三胸椎棘突大凹陷中，约与肩胛骨内侧角相平

灵台
背部，第六胸椎棘突下凹陷中

●中医专家教你的小窍门

要注意个人卫生，保持皮肤清洁，及时治疗疖肿。创面四周皮肤要保持清洁，以免伴发皮疹、疖肿。局部不宜挤压。

患在项部的可用四头带包扎，患在上肢的宜用三角巾悬吊，患在下肢的宜将下肢抬高。有全身症状时，应考虑适当休息。

49 丹毒

> 丹毒是皮肤及网状淋巴管的急性炎症，发病急，恶寒发热，局部出现水肿性红斑，界限明显、发展迅速，多发于颜面和下肢。

● 病因病机

所有年龄段的人都可能患上丹毒，发病原因至今没有确定，根据发病部位的不同又有不同的病名，例如发病在头部的患者叫"抱头火丹"，发病在躯干的患者叫"内发丹毒"等。

丹毒的病因为"火热毒邪"外侵，根本的原因在于火毒炽盛，气血壅滞所导致的。

● 诊断依据

1. 丹毒多发于小腿和颜面部位，发病前多有皮肤破损史。丹毒起病比较急，患者常有头痛、畏寒、发热等症状，局部出现水肿性红斑，颜色鲜红，中间颜色较淡，边缘清楚，很快就会蔓延成大片的鲜红，比正常皮肤高，边界清楚，用手按后颜色会消失，松手后即恢复。

2. 少数患者有皮肤坏死的现象，患处附近的淋巴结有肿大、疼痛现象。

3. 实验室检查皮肤病理切片显示真皮高度水肿，血管淋巴管扩张，可深达皮下组织。

● 常用疗法

可以选用外治法，选用鲜荷花叶、鲜蒲公英或是鲜马齿苋全草，捣烂湿敷，干后调换，或者用冷开水湿润即可。

也可以选用耳压疗法，用毫针柄的钝端刺激肾上腺、神门、耳尖、耳背静脉、皮损对应的部位，进行中强刺激，可以对耳尖、耳背静脉点刺出血。

● 单验方

仙人掌根10克，捣烂敷患处，每日1次。

丹毒的中医疗法

外治法

可以用鲜荷花叶、鲜蒲公英或是鲜马齿苋全草,捣烂湿敷,干后调换,或者用冷开水湿润即可。

荷花

蒲公英

马齿苋

耳压疗法

用毫针柄的钝端刺激肾上腺、神门、耳尖、耳背静脉、皮损对应的部位,进行中强刺激,可以对耳尖、耳背静脉点刺出血。

●中医专家教你的小窍门

如果有皮肤破损要及时处理,避免感染。同时有足癣的患者要彻底治愈,以免复发。患者应卧床休息,抬高患肢部位。忌食辛辣、鱼腥、肥腻、发物等。

50 败血症

> 败血症是细菌或毒素由局部感染病灶侵入血液循环并且不断繁殖产生毒素，从而引起严重的全身反应。

● 病因病机

败血症在中医上属于"疗疮走黄""疽毒内陷"范畴，败血症因为疗疮火毒炽盛，走散入营，内攻脏腑，或者疽毒疮疡，正气不能驱邪外出，内毒不能外泄，反陷入里，传导至五脏六腑导致了败血症的发生。

● 诊断依据

1. 起病急，发病快，病情重，高热，体温可高达42℃，有头晕、头痛、食欲不振、恶心、呕吐、腹胀、腹泻等症状，有些严重的患者可能迅速恶化，进入昏迷状态，可能出现心跳加快、黄疸、皮下瘀血等症状。

2. 实验室检查发现白细胞计数升高，中性粒细胞按比例增加；如果导致肾脏损害，尿常规检查可发现尿中出现蛋白和酮体；血液细菌培养是诊断的重要依据，但是如果患者同时接受了抗生素治疗可能会影响血液细菌培养结果。

● 常用疗法

中医治疗败血症可以采用针灸疗法，以泻火解毒为主，可以选取督脉上的身柱穴、灵台穴、合谷穴、委中穴，采用泻法，或用三棱针点刺出血。

也可以选用耳压疗法，用毫针柄的钝端刺激肾上腺、神门、皮质下、耳尖、耳背静脉对应的部位，进行中强刺激，可以对耳尖、耳背静脉点刺出血。

可以在患处陷黑处用八二丹，盖以金黄膏，四周用金黄散或雨露散箍制在四周，干裂时可以加凉开水保持湿润。

败血症的中医疗法

针灸疗法

中医治疗败血症可以采用针灸疗法，以泻火解毒为主，可以选取督脉上的穴位，采用泻法，或用三棱针点刺出血。

对症取穴

主穴：身柱、灵台、合谷、委中

配穴：高热的患者，加大椎、十宣、十二井；昏迷的患者，加人中

耳压疗法

用毫针柄的钝端刺激肾上腺、神门、皮质下、耳尖、耳背静脉对应的部位，进行中强刺激，可以对耳尖、耳背静脉点刺出血。

51 乳腺炎

急性乳腺炎是由细菌感染所致的急性乳房炎症，常在短期内形成脓肿，多由金黄色葡萄球菌或链球菌沿淋巴管入侵所致。

●病因病机

急性乳腺炎的发生原因除产后身体抵抗力下降外，尚有以下诱因：

1. 乳汁淤积，此为发病的重要原因，淤积的乳汁为细菌的生长、繁殖提供了有利条件。

2. 细菌入侵，乳头破裂，乳晕周围皮肤糜烂，致使细菌沿淋巴管侵入，这是感染的主要途径。

多见于产后2~6周哺乳妇女，尤其是初产妇。病菌一般从乳头破口或皲裂处侵入，也可直接侵入引起感染。本病虽然有特效治疗，但发病后痛苦，乳腺组织破坏引起乳房变形，影响喂奶。

●诊断依据

1. 患侧乳房疼痛，炎症部位红肿、变硬、有压痛，以后形成脓肿。脓肿常位于乳晕下、乳管内、乳腺内或乳腺后，深部脓肿波动不显著。

2. 局部红、肿、热痛，触及痛性硬块，脓肿形成后可有波动感。

3. 同侧腋窝淋巴结肿大，常在数天内化脓、压痛。

4. 可有寒战、高热、倦怠及食欲不佳等症状。白细胞增多。大多数有乳头损伤、皲裂或积乳病史。

5. 超声波检查有液平段，穿刺抽出脓液。

●乳腺炎的预防

保持乳房清洁，防止细菌感染。产前清洗乳房，防止乳头部有黏垢；哺乳前要清洗乳头，尤其是乳头已有破裂者更要注意避免挤压乳房，最好穿宽松衣服。

少吃葱、姜、蒜等刺激性的食物，中医认为急性乳腺炎是由于内有蕴热、热毒壅滞造成的，因此在饮食上要少吃热性食物，防止助火生疮。

乳腺炎的中医疗法

拔罐疗法

对症取穴
肩井、乳根

让患者取坐位并对穴位进行常规消毒

↓

先用三棱针在穴位及压痛点处点刺出血,然后再用闪火法将罐具吸拔在相应的穴位上

↓

留罐15分钟,每日1次

胸腹部对症取穴

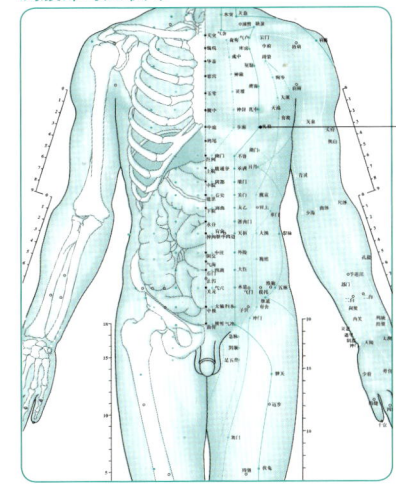

乳根
人体胸部,乳头直下,乳房根部,当第五肋间隙,距前正中线4寸处

刮痧疗法

背部对症取穴

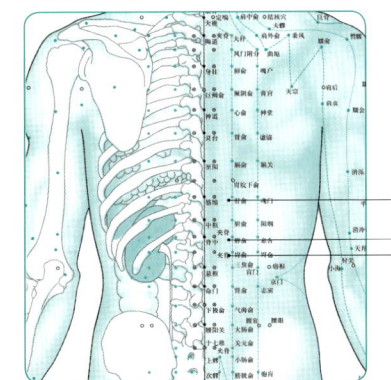

对症取穴
背部:肝俞、脾俞、胃俞
腹部:中脘、天枢
下肢部:行间

时间	运板	次数
30分钟	面刮法	50次

肝俞
背部,第九胸椎棘突下,旁开1.5寸

脾俞
背部,当第十一胸椎棘突下,旁开1.5寸

胃俞
背部,第十二胸椎棘突下,旁开1.5寸

●中医专家教你的小窍门

　　防止乳头破裂。不要让小儿养成含乳头睡眠的习惯。哺乳后,用水洗净乳头,紧挨乳头的衣服要细软,避免擦伤。
　　防止乳汁瘀积。产后应尽早哺乳,哺乳前先对乳房进行热敷以促进乳汁通畅。产妇感到乳房胀痛更要及时热敷,热敷后可以用手按捏乳房,提拔乳头。

52 乳腺增生

> 乳腺增生的症状主要以乳房周期性疼痛为特征，起初为游走性胀痛，乳房外上侧及中上部触痛明显，月经前疼痛加剧，月经后疼痛减退或消失。

● 病因病机

乳腺增生严重者经前经后均呈持续性疼痛，有时疼痛向腋部、肩背部、上肢等处放射。

内分泌失调是公认的引起乳腺增生的一大因素。脂肪摄入过多，可影响卵巢的内分泌功能，强化雌激素对乳腺上皮细胞的刺激从而导致乳腺增生。

人流、不生育或30岁以上生育，不哺乳、夫妻不和、含激素的保健品等都可能导致乳腺增生。此外过紧的胸罩易压迫淋巴和血液循环，有碍乳腺健康。

● 常用疗法

乳腺增生患者可以选用按摩疗法，选取肩井穴和天宗穴，肩井穴在肩上，前直乳中，当大椎与肩峰端连线的中点；天宗穴在肩胛部，当冈下窝中央凹陷处，与第四胸椎相平。

也可以选用耳压疗法，将中药王不留行用胶布贴在乳腺、内分泌、皮质下、肾上腺、神门的位置，每日按揉数次。

● 饮食疗法

豆腐干炒蒜苗：青蒜苗250克、豆腐干200克，植物油、食盐、味精各适量。将豆腐干洗净，切成丝；青蒜苗去根和老叶，洗净，切段。炒锅上火，下油，油热后放入蒜苗煸炒至呈现翠绿色，加入豆腐干，加盐继续煸炒至熟，再加入味精，炒匀即可装盘。

梅子枣芪汤：紫苏梅5颗，热开水600毫升，黑枣5颗，丹参75克，黄芪75克，冰糖少许。先将材料清洗，沥水；黑枣不宜软烂，可用温水先将其泡发。然后将黑枣、丹参、黄芪与紫苏梅放入杯中，冲入热开水10分钟后开盖加冰糖饮用。

乳腺增生的中医疗法

按摩疗法

按摩部位	肩井	按摩手法	拿法
按摩时间	3分钟	按摩力度	3

按摩部位	天宗	按摩手法	点按
按摩时间	2分钟	按摩力度	3

耳压疗法

将中药王不留行用胶布贴在耳穴的相对应位置，每日按揉数次。

对症取穴

乳腺、内分泌、皮质下、肾上腺、神门

●中医专家教你的小窍门

过度紧张、忧虑、刺激、悲伤，造成神经衰弱，会加重内分泌失调，促使增生的加重，故应消除各种不良的心理刺激。

生活要有规律、劳逸结合，保持性生活和谐。多吃蔬菜和水果，多吃粗粮。多吃黑豆、黄豆、核桃、黑芝麻、黑木耳、蘑菇。乳腺增生的预防还要注意避免人流，产妇多喂奶，能防患于未然。

53 湿疹

> 湿疹是最常见的一种急性或慢性的炎性皮肤病，主要表现为剧烈瘙痒、皮损多形性、对称分布、有渗出倾向、慢性病程、易反复发作等，任何年龄、任何部位都可能发生。

● 病因病机

湿疹的病因尚不十分清楚，一般认为与过敏或神经功能障碍等多种内外因素有关。湿疹在中医中属于"湿疮""湿疡"的范畴，是由于人体耐受性差，风、湿、邪侵袭人体所导致的。

● 诊断依据

1. 湿疹各个阶段的损害可同时存在，构成了湿疹皮肤损害多形性的特点。

2. 根据病程及皮肤损害的不同，湿疹可分为急性和慢性两种。急性损害多形性，有复发和发展成慢性的倾向；慢性湿疹损害常为局限性，边缘较清楚，皮肤有显著浸润和变厚。

3. 阵发性剧烈瘙痒，洗澡、饮酒、被窝过暖及精神紧张后瘙痒更严重，有时影响睡眠。

● 常用疗法

湿疹患者可以选用拔罐疗法，选取肺俞穴、委阳穴，让患者取俯卧位，露出后背和双腿。消毒穴位皮肤后，用三棱针快速点刺肺俞穴并用手指挤压针眼使之出血，随后将罐吸拔在穴位上。背部做完后，再依照此法将罐吸拔在腿部委阳穴上，留罐10~15分钟。隔日1次，3次为一疗程。

也可以选用刮痧疗法，选取背部的大椎穴、脾俞穴，上肢的曲池穴、合谷穴，下肢的三阴交穴，运用面刮法，每个穴位刮拭30次。

● 饮食疗法

茅根薏仁粥：鲜茅根30克，生薏仁300克。先把茅根煮20分钟，去渣取汁，放入生薏仁煮成粥。可佐餐食用。

薏仁绿豆粥：绿豆50克，薏仁50克。绿豆和薏仁放入锅中，加水煮粥。可佐餐食用，具有清热利湿的功效。

湿疹的中医疗法

拔罐疗法

对症取穴
肺俞、委阳

让患者取俯卧位，露出后背和双腿

↓

消毒穴位皮肤后，用三棱针快速点刺肺俞穴并用手指挤压针眼使之出血，随后将罐吸拔在穴位上

↓

背部做完后，再依照此法将罐吸拔在腿部委阳穴上，留罐10～15分钟。隔日1次，3次为一疗程

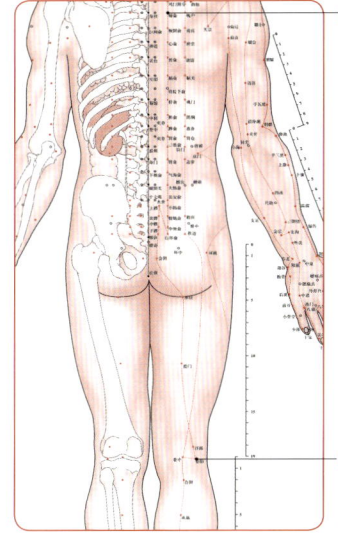

背部对症取穴

肺俞
第三胸椎棘突下旁开1.5寸

委阳
在腘窝纹外侧端，当股二头肌腱的内侧

刮痧疗法

对症取穴
背部：大椎、脾俞
上肢部：曲池、合谷
下肢部：三阴交

时间	运板	次数
15分钟	平刮法	30次

身体侧面对症取穴

曲池
屈肘成直角，在肘横纹外侧端与肱骨外上髁连线中点处

合谷
手背第一、第二掌骨间，第二掌骨桡侧的中点处

三阴交
小腿内侧，足内踝尖上3寸，胫骨内侧缘后方

● **中医专家教你的小窍门**

患本病者饮食宜清淡，忌食用牛羊肉、鱼虾、蛋类，以及辛辣和酒类等刺激性强的食物。此外，平时也要尽量避免如抓挠、肥皂清洗和用力搓洗等局部刺激。

54 荨麻疹

> 荨麻疹俗称风疹块，是一种常见的过敏性疾病。临床主要表现为皮肤突然出现成块成团的风团，异常瘙痒。

● 病因病机

如发于咽喉，可致呼吸困难；发于肠胃可致恶心、呕吐、腹痛等症状。根据临床诊断要点可分为寻常荨麻疹、寒冷性荨麻疹、日光性荨麻疹等。现代医学认为进食虾、蛋、奶，接触荨麻，吸入花粉、灰尘，虫蚊叮咬以及寒冷刺激、药物过敏等都可引起荨麻疹。

● 诊断依据

1. 起病快、瘙痒明显，发作后短时间内可自行消退，一天可发作数次。

2. 皮损只表现为大小、形态不一的风团。若发生在眼睑、口唇等组织松弛部位并表现出特别明显的浮肿，此为血管神经性水肿。

3. 当荨麻疹波及胃肠道、心脏时有胸闷、气急、腹痛、腹泻的表现，有时腹痛剧烈可误诊为急腹症。喉头水肿还可能会发生窒息。

4. 如皮损广泛，颜色特别红，全身症状（发热等）明显者，则可能是药物过敏引起，应详细询问病人在发作前有无服用药物及其他特殊食物史。

5. 本病一般发作1天或数天即愈，亦有反复发作者，经久不愈可转化为慢性荨麻疹。

● 常用疗法

荨麻疹患者可以选用拔罐疗法，选取神阙穴，患者取仰卧位，暴露脐部。采用闪火法将罐吸拔在穴位上，留罐5~10分钟。起罐后再拔，连续3次为1次治疗，以局部皮肤有明显瘀血为佳。每日1次，3次为1个疗程，疗程间隔为3~5日。

也可以选用刮痧疗法，背部的风府穴、大椎穴、膈俞穴，上肢的曲池穴，下肢的血海穴，运用平刮法，每个穴位刮拭40次。

荨麻疹的中医疗法

拔罐疗法

对症取穴
神阙

操作步骤

患者取仰卧位，暴露脐部

↓

采用闪火法将罐吸拔在穴位上，留罐5～10分钟

↓

起罐后再拔，连续3次为1次治疗，以局部皮肤有明显瘀血为佳。每日1次，3次为1个疗程，疗程间隔为3～5日

神阙
该穴位位于人体的腹中部，脐中央

刮痧疗法

刮拭部位
背部：风府、大椎、膈俞
上肢部：曲池
下肢部：血海

时间	运板	次数
25分钟	平刮法	40次

背部对症取穴

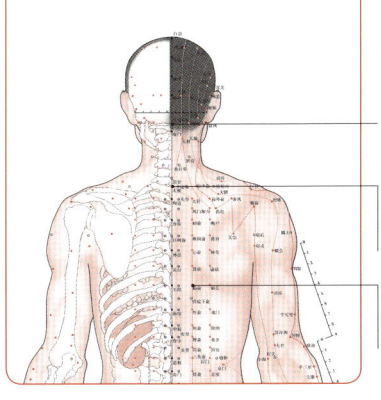

风府
后发际正中直上1寸，枕外隆凸直下凹陷中
大椎
第七颈椎棘突下凹陷中
膈俞
背部，当第七胸椎棘突下，旁开1.5寸。

● 中医专家教你的小窍门

患者要保持心情舒畅，避免精神紧张、焦虑、忧郁等。要避免用热水烫洗患处，以及过多使用皮肤清洁用品。如果湿疹在面部，女性应该停止使用化妆品。

55 手足癣

> 手足癣是发病于手或足部的皮肤癣菌感染，足癣多发于手癣。

● 病因病机

手足癣分为三种类型：水泡、糜烂、脱屑三种。水泡是指发病部位在皮肤深层，伴随剧烈的瘙痒，水泡可互相融合，破后成环状，可能导致丹毒等继发性感染。糜烂是由真菌感染所导致的，表现为浸渍、糜烂，有渗液，会因为抓痒导致继发性的细菌感染。脱屑是指手部或足部呈不规则红斑鳞屑性皮损，界限清楚，一般手足皮肤干燥的季节容易患上此病。

中医认为手癣属于"鹅掌风"的范畴，足癣属于"脚湿气""脚气"的范畴，是因风湿等邪侵表所致，现代医学认为是真菌感染所致。

● 诊断依据

1. 手癣多发于手指侧面、屈侧、指间和掌心等部位，夏季发病或症状明显，冬季会好转。

2. 足癣四季皆可发病，多发于足底、侧缘、指缝等部位，感觉患处剧痒，抓破后疼痛，病程长，难以根治。

3. 实验室检查可发现患处取样显微镜下检查和真菌培养都呈阳性。

● 常用疗法

手足癣患者可以选用针灸疗法，选取合谷穴、后溪穴、外关穴、中都穴、八邪穴、曲池穴、足三里穴、三阴交穴，把针具和患处进行常规消毒，进针后进行平补平泻法，每日或隔日1次，10次为一个疗程。

手足癣的中医疗法

针灸疗法

把针具和患处进行常规消毒，选取合谷、后溪、外关、中都、八邪、曲池、足三里、三阴交，进针后进行平补平泻法，每日或隔日1次，10次为一个疗程。

身体侧部对症取穴

后溪
微握拳，第五指掌关节后尺侧的远侧掌横纹头赤白肉际处

中都
在小腿内侧，当足内踝尖上7寸，胫骨内侧面的中央

曲池
屈肘成直角，在肘横纹外侧端与肱骨外上髁连线中点处

外关
在前臂背侧，当阳池与肘尖的连线上，腕背横纹上2寸，尺骨与桡骨之间

合谷
手背第一、第二掌骨间，第二掌骨桡侧的中点处

●中医专家教你的小窍门

注意手足部位的保养，避免接触致病因素。家中各人的洗漱用品要分开使用，患者用过的物品要及时消毒，同时还要积极预防和治疗手足癣的并发症。

56 皮炎

皮炎又称慢性单纯性苔藓，是一种慢性的以剧烈瘙痒为主要表现的皮肤疾病，这种疾病好发于颈部、四肢、腰骶，常为对称性分布。

● 病因病机

皮炎为常见多发性皮肤病，多见于成年人，儿童一般不发病，夏季多发或季节性不明显。现代医学认为，本病的发生与精神因素有关，情绪波动、精神紧张、劳累过度均可促使本病发生或加剧。

● 诊断依据

1. 皮疹好发于颈部、四肢伸侧及腰部、外阴等部位。
2. 自觉剧痒，慢性病程，可反复发作或迁延不愈。
3. 常先有局部瘙痒，经反复搔抓摩擦后，局部出现粟粒状的圆形或多角形扁平丘疹，呈皮色、淡红或淡褐色，稍有光泽，以后皮疹数量增多且融合成片，成为典型的苔藓样皮损，皮损大小形态不一，四周可有少量散在的扁平丘疹。
4. 临床上分为局限型和播散型。

● 常用疗法

皮炎患者可以选用拔罐疗法，选取大椎穴、身柱穴、肺俞穴和病灶处，让患者采用适当体位，对相应穴位及病灶处皮肤进行常规消毒，用三棱针点刺相应穴位，用皮肤针对病灶处叩刺出血，用闪火法将火罐吸拔在穴位及病灶处，留罐10~15分钟，每两日1次。

也可以选用刮痧疗法，选取颈背部的风池穴、天柱穴、肺俞穴，上肢的曲池穴，下肢的委中穴，运用平刮法，每个穴位刮拭30次。

● 饮食疗法

花生赤豆红枣汤：花生米（带红皮）90克，赤小豆60克，红枣60克，大蒜30克。将所有材料入锅煮汤。早晚分服。

绿豆百合薏米粥：绿豆25克，薏米50克，鲜百合100克。绿豆、薏米加水煮至五成熟后加入去内膜的百合，用文火熬粥，快熟时用白糖调味即可食用。每日1~2次。

皮炎的中医疗法

拔罐疗法

对症取穴
大椎、身柱、肺俞。

让患者采用适当体位，对相应穴位进行常规消毒

↓

用三棱针点刺相应穴位，用皮肤针对病灶处叩刺出血，用闪火法将火罐吸拔在穴位及病灶处

↓

留罐10～15分钟，每两日1次

背部对症取穴

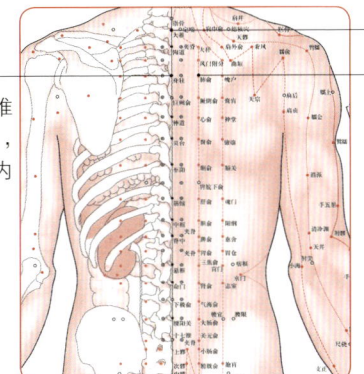

身柱 第三胸椎棘突大凹陷中，约与肩胛骨内侧角相平

大椎 第七颈椎棘突下凹陷中

肺俞 第三胸椎棘突下旁开1.5寸

刮痧疗法

刮拭部位
颈背部：风池、天柱、肺俞
上肢：曲池
下肢：委中

时间	运板	次数
20分钟	平刮法	30次

背部对症取穴

风池 位于后颈部，枕骨下，胸锁乳突肌与斜方肌上端之间的凹陷中

天柱 位于后头骨正下方凹处

肺俞 第三胸椎棘突下旁开1.5寸

●中医专家教你的小窍门

避免可能导致本病的外界刺激因素，如过量饮酒、咖啡等，或服用某些作用于神经系统的药物及内裤摩擦、搔抓等局部刺激等。

避免疾病影响因素，如消化系统疾病、内分泌障碍等，都是本病的重要诱因。

57 痤疮

痤疮，又叫青春痘、粉刺、毛囊炎等，是由于毛囊及皮脂腺阻塞、发炎所引发的一种皮肤病。

● 病因病机

青春期时，体内的激素会刺激毛发生长，促进皮脂腺分泌更多油脂，毛囊和皮脂腺因此堆积许多物质，使油脂和细菌附着，引发皮肤红肿的反应。由于这种症状常见于青年男女，所以才称它为"青春痘"。其实，青少年不一定都会长青春痘；而青春痘也不一定只长在青少年的身上。

● 诊断依据

1. 基本损害为毛囊性丘疹，中央有一黑点，称黑头粉刺；周围色红，挤压有米粒样白色脂栓排出，另无黑头、成灰白色的小丘疹，称白头粉刺。破溃痊愈后，可遗留暂时色素沉着或有轻度凹陷的瘢痕，甚至破溃后形成多个瘢痕，严重者呈橘皮脸。

2. 发病人群以15～30岁为主，因为随着皮肤油脂的下降，皮肤会慢慢由油转干，青春痘的程度自然减轻。发病部位以颜面为多，亦可见于胸背上部及肩胛处、胸前、颈后、臀部等处。

3. 聚合性痤疮病程长，多发于男性，常见丘疹、结节、囊肿、脓肿、窦道、瘢痕等多种损害混合在一起。

4. 怀孕时，受激素的影响，皮肤的皮脂腺分泌量会增加，所以孕妇多长痤疮也是一种正常的生理现象。大多数孕妇会觉得脸变油、鼻子变大。

● 常用疗法

痤疮患者可以选用拔罐疗法，选取背部的大椎穴、肺俞穴，上肢的曲池穴，让患者取俯卧位，再对穴位皮肤进行常规消毒。先用三棱针点刺或者用皮肤针叩刺所选穴位，然后用闪火法将罐吸拔在穴位上，并留罐10~15分钟。每4日1次，10次为1个疗程。

也可以选用刮痧疗法，选取背部的肝俞穴、肾俞穴，上肢的曲池穴，下肢的厉兑穴、内庭穴，运用平刮法，每个穴位刮拭40次。

痤疮的中医疗法

拔罐疗法

对症取穴
背部：大椎、肺俞
上肢部：曲池

操作步骤

让患者取俯卧位，再对穴位皮肤进行常规消毒

↓

先用三棱针点刺或者用皮肤针叩刺所选穴位，然后用闪火法将罐吸拔在穴位上

↓

留罐 10～15 分钟。每 4 日 1 次，10 次为 1 个疗程

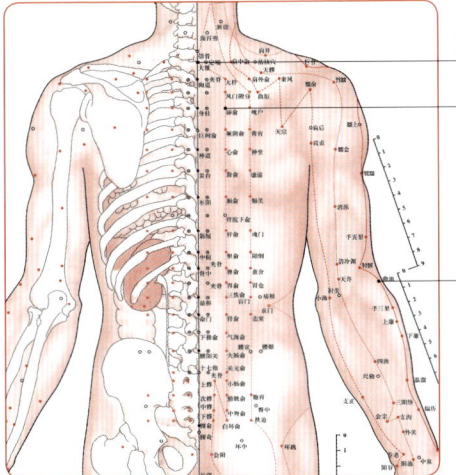

背部对症取穴

大椎
第七颈椎棘突下凹陷中

肺俞
第三胸椎棘突下旁开 1.5 寸

曲池
屈肘成直角，在肘横纹外侧端与肱骨外上髁连线中点处

刮痧疗法

对症取穴
背部：肝俞、肾俞
上肢部：曲池
下肢部：厉兑、内庭

时间	运板	次数
25 分钟	平刮法	40 次

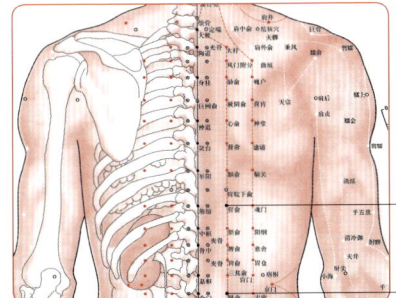

背部对症取穴

肝俞
在背部，当第九胸椎棘突下，旁开 1.5 寸

肾俞
在第二腰椎棘突旁开 1.5 寸处

● **中医专家教你的小窍门**

养成健康合理的生活方式，合理饮食，保证睡眠质量，避免长期疲劳和烟酒过量。
谨慎服用口服避孕药、减肥药、催经药或含有溴化物、碘化物的药品，这些药物会刺激内分泌失衡或引发毒素堆积形成所谓的"毒性暗疮"。

58 斑秃

斑秃俗称"鬼剃头",是一种骤然发生的局限性斑片状的脱发性毛发病。斑秃病变处头皮正常,无炎症及自觉症状。

● 病因病机

本病病程非常缓慢,可自行缓解和复发。如果整个头皮毛发全部脱落,称为全秃;如果全身所有毛发均脱落者,称普秃。此病与免疫力失调、压力突然加大有一定关系。

● 诊断依据

1. 突然出现脱发斑,其数目及大小不定。
2. 脱发处的头皮及其他头发并无异常,亦无主观症状。
3. 范围大者可致全部头发脱落,甚至出现眉毛、腋毛、阴毛、胡须等亦完全脱落的普秃状况。
4. 病因:遗传、工作压力、节食减肥、清洁不当、染发剂带来的化学污染和激素分泌问题。

● 常用疗法

斑秃患者可以选用针灸疗法,选取百会穴、头维穴、阿是穴为主穴,选取翳明穴、上星穴、太阳穴、风池穴,每次选择2~5个穴位(阿是穴必选),疗效不明显的时候,酌情增加配穴。留针15~20分钟,每日1次,每次为一个疗程。

也可以选用刮痧疗法,选取头部的风池穴、风府穴,背部的肝俞穴、脾俞穴,上肢的合谷穴,运用平刮法,每个穴位刮拭40次。

● 饮食疗法

枸杞黑芝麻粥:枸杞10克,黑芝麻30克,粳米100克。同煮粥,早晚分食。

黑豆核桃桑葚粥:黑大豆30克,核桃仁10克,桑葚10克,红枣5颗,粳米50克。同煮粥,每日1次,可连续食用,适用于肾亏血虚所致的斑秃。

斑秃的中医疗法

针灸疗法

对症取穴
主穴：百会、头维、阿是穴（斑秃的位置）
配穴：翳明、上星、太阳、风池

操作方法
每次选择 2～5 个穴位（阿是穴必选），疗效不明显的时候，酌情增加配穴。留针 15～20 分钟，每日 1 次，每次为一个疗程。

刮痧疗法

对症取穴
头部：风池、风府
背部：肝俞、脾俞
上肢部：合谷

时间	运板	次数
25分钟	平刮法	40次

背部对症取穴

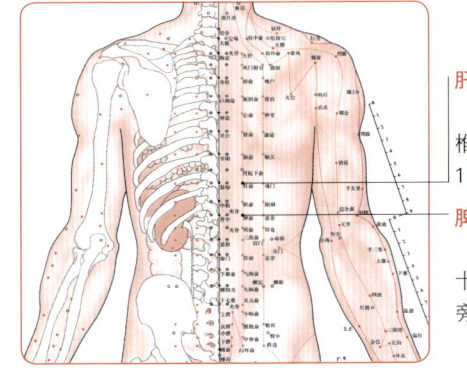

肝俞 背部，第九胸椎棘突下，旁开1.5寸

脾俞 背部，当第十一胸椎棘突下，旁开1.5寸

●中医专家教你的小窍门

空调要适宜。空调的暖湿风和冷风都可成为脱发和白发的原因，空气过于干燥或湿度过大对保护头发都不利。

注意帽子、头盔的通风，头发不耐闷热，戴帽子、头盔的人会使头发长时间不透气，容易闷坏头发。

59 胆结石

> 胆结石的发病症状表现为上腹疼痛并放射到肩和背部,且低烧、恶心、呕吐、寒战、大汗淋漓甚至伴有黄疸。

● 病因病机

患者常自幼年即有腹痛、发冷、发热、黄疸反复发作的病史。并发症多且较严重,较常见的有化脓性肝内胆管炎、肝脓肿、胆管出血等。

胆囊结石中大部分属于胆固醇结石,胆固醇结石的形成,主要是由于肝细胞合成的胆汁中胆固醇处于过饱和状态,以及胆汁中的蛋白质促胆固醇晶体成核作用,另外还有胆囊运动功能损害,它们共同作用,致使胆汁瘀滞,促进胆石形成。

● 诊断依据

1. 胆结石患者初期没有明显症状,或者仅有上腹饱胀感、消化不良等症状,在进食油腻食品后尤其明显,结石长大后会有疼痛感。体征检查时右上腹有压痛。

2. 实验室检查发现白细胞计数增高,血胆红素升高。B超检查后可发现胆囊或胆管内有结石。

● 常用疗法

胆结石患者可以选用按摩疗法,选取期门穴和章门穴,期门穴在胸部,当乳头直下,第六肋间隙,前正中线旁开4寸;章门穴在侧腹部,当第十一肋游离端的下方。

还可以选用贴敷疗法,选取双侧肝俞穴、胆俞穴、内关穴、足三里穴、合谷穴,用白芷10克、花椒15克、苦楝子50克、葱白20个、韭菜兜20个、白醋50毫升,把药材研成细末,用白醋调成膏状,对所选穴位皮肤进行消毒,把药膏加热后贴在患处,每日1贴,可连续贴敷2~4次。

● 饮食疗法

荸荠海蜇汤:荸荠30克、海蜇丝50克。将荸荠洗净、去皮、切块,海蜇丝洗净。将荸荠、海蜇丝一同放入砂锅中,加适量水,煎汤即可饮用。

洋葱炖乳鸽:乳鸽500克、洋葱250克、姜5克、白糖5克、酱油10毫升,胡椒粉、盐、味精各适量。乳鸽洗净砍成小块,洋葱洗净切成角状;锅中加油烧热,洋葱片爆炒至出味。下入乳鸽,加高汤用文火炖20分钟,放白糖等调料至入味后出锅。可随意饮用。

胆结石的中医疗法

按摩疗法

按摩部位	期门	按摩手法	指压
按摩时间	3分钟	按摩力度	3

按摩部位	章门	按摩手法	指压
按摩时间	5分钟	按摩力度	3

贴敷疗法

对症取穴

双侧肝俞、胆俞、内关、足三里、合谷

用药

白芷10克，花椒15克，苦楝子50克，葱白20个，韭菜兜20个，白醋50毫升。

背部对症取穴

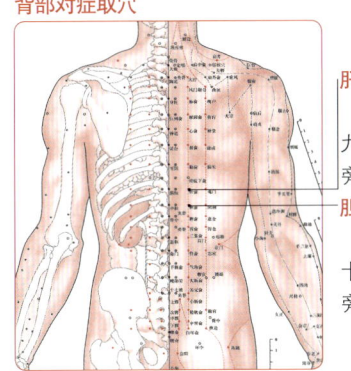

肝俞 背部，第九胸椎棘突下，旁开1.5寸

胆俞 背部，第十胸椎棘突下，旁开1.5寸

操作方法

1. 把药材研成细末，用白醋调成膏状。
2. 对所选穴位皮肤进行消毒，把药膏加热后贴在患处。
3. 每日1贴，可连续贴敷2～4次。

●中医专家教你的小窍门

饮食注意荤素搭配，避免过食肥甘厚味。尤其是晚上，应避免进食高胆固醇类食品如鸡蛋（尤其是蛋黄）、肥肉、海鲜、无鳞鱼类、动物内脏等食品。

宜多食各种新鲜水果、蔬菜、低脂肪、低胆固醇食品如香菇、木耳、芹菜、豆芽、海带、藕、鱼肉、兔肉、鸡肉、鲜豆类等。宜用煮、蒸、烩、炒、拌、氽、炖的烹调方法，不宜用煎、炸、烤、熏的烹调方法。

60 胆囊炎

患有胆囊炎的人，一般会觉得胸闷、腹胀、嘴苦、恶心。这是因为体内湿热过盛，导致脾失健运，湿热内生，热煎胆汁，凝结成石，石阻胆管，遂生诸证。所以一般来说，有胆结石就一定有胆囊炎。

● 病因病机

胆囊在肝脏下面胆囊窝内，位于右上腹肋缘下。大多数胆囊炎和胆石症是同时发生的，主要因胆石梗阻、胆汁滞留和细菌感染而引起发病。在临床中，常有因食用油腻食物后诱发史和反复发作史的病例。

胆囊炎在中医中属于"肋痛""胆胀"的范畴，大多是情志抑郁、饮食不洁、外感湿热导致的。

● 诊断依据

1. 腹痛：位于右上腹，突然发作，剧烈绞痛，常有阵发性加剧，可放射至右肩背部，同时伴有发热、恶心、呕吐等。

2. 体征：右上腹部胆囊区有明显压痛、叩击痛和肌紧张，有时还可摸到肿大的胆囊并可能伴有轻度巩膜黄疸。如果炎症较轻，胆囊可并不肿大，右上腹的肌紧张和压痛也并不明显。

3. 血检：白细胞总数增加，中性粒细胞也增高。当总数超过2万时，应想到胆囊有坏死或穿孔的可能。

4. 危急症：若同时出现寒战、高热、黄疸，应考虑胆管炎，若进一步发展，可出现血压下降，中毒性休克，这是极为危重的急性梗阻性化脓性胆管炎，必须早期发现，及早争取手术。

● 常用疗法

胆囊炎患者可以选用按摩疗法，选取太冲穴，太冲穴是足厥阴肝经上的穴位，在在足背侧，第一跖骨间隙的后方凹陷处，按摩这一穴位对治疗胆囊炎有帮助。

也可以选用耳压疗法，用毫针柄的钝端刺激神门、交感、肝、胆、十二指肠等对应部位，选择反应明显的穴位2~3个，每日1次。

胆囊炎的中医疗法

按摩疗法

太冲穴是足厥阴肝经上的穴位，在第一、第二跖骨结合部之前凹陷处，按摩这一穴位对治疗胆囊炎有帮助。

太冲穴

正坐垂足，曲左膝，把脚举起放在座椅上，臀前，举起左手，手掌朝下放在脚背上，中指弯曲，中指的指尖所在的部位就是该穴，用食指和中指的指尖从下往上垂直按揉，有胀、酸、痛感。两侧穴位，先左后右，每次各揉按3～5分钟

耳压疗法

用毫针柄的钝端刺激神门、交感、肝、胆、十二指肠等对应部位，选择反应明显的部位2～3个，每日1次。

对症取穴

神门、交感、肝、胆、十二指肠等对应部位

●中医专家教你的小窍门

一般患者，宜采取半卧位，可进食少量流质，忌油腻食物饮食，病情较严重者，应禁食、输液。

61 风湿

风湿多发于青少年中，其病因目前尚不是十分明确，仅知与溶血性链球菌感染有关。

● 病因病机

临床表现以心脏炎、关节炎为主，并常伴有发热、环形红斑、皮下小结、舞蹈病等症状。

风湿病是一种全身性疾病，如不积极治疗或反复发作，则可发展为风湿性心脏瓣膜病。

● 诊断依据

1. 发病前 1～3 周，可有扁桃体炎、咽喉炎等上呼吸道链球菌感染史。

2. 发热：大多数患者都有。急性者多为高热，亚急性者可为中等度或低热。有些患者还可伴有出汗、脉搏快、鼻出血等症状。

3. 关节炎：多数患者膝、踝、肘、腕等大关节处有红、肿、热、痛，活动困难，呈游走性发作。当急性期过去后，关节完全恢复正常。关节炎与类风湿性关节炎相区别：后者多发生于小关节，常对称发作，且多次发作后，常引起关节棱状畸形。

4. 实验室检查：红细胞沉降率增速，是风湿活动的重要表现。一般在 1 小时内沉降 20～100 毫米或更高；血清抗溶血性链球菌素"O"测定，一般在 500 单位以上。

● 常用疗法

风湿病可以用按摩少府穴来辅助治疗，患者正坐伸手、仰掌、屈肘向上约 45°，以小指、无名指屈向掌中，当小指与无名指之间与感情线交会处即是穴位。

也可以选用针灸疗法来治疗风湿，上肢关节肿痛选曲池穴、外关穴、合谷穴；下肢关节肿痛选择环跳穴、足三里穴、阳陵泉穴、膝眼穴、绝骨穴；心悸选内关穴、间使穴、心俞穴、神门穴、足三里穴。采用平补平泻手法，每日 1 次，10 次为一个疗程。

风湿的中医疗法

按摩疗法

风湿病可以用按摩少府穴来辅助治疗，患者正坐伸手、仰掌、屈肘向上约45°，以小指、无名指屈向掌中，当小指与无名指尖之中间与感情线交会处即是穴位。

少府

用一只手的四指轻握另一只手的手背，大拇指弯曲，用指尖按压穴位，有酸胀的感觉（用小指甲尖轻轻掐按有刺痛感）。每日早晚左右穴位各按揉一次，每次揉按3~5分钟

针灸疗法

采用平补平泻手法,每日1次,10次为一个疗程。

对症取穴

上肢关节肿痛选曲池、外关、合谷

下肢关节肿痛选择环跳、足三里、阳陵泉、膝眼、绝骨

心悸选内关、间使、心俞、神门、足三里

背部对症取穴

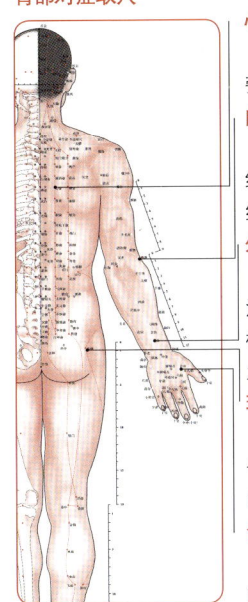

心俞
当第五胸椎棘突下，旁开1.5寸

曲池
屈肘成直角，在肘横纹外侧端与肱骨外上髁连线中点处

外关
在前臂背侧，当阳池与肘尖的连线上，腕背横纹上2寸，尺骨与桡骨之间

环跳
侧卧屈股，股骨大转子最凸点与骶管裂孔连线的外1/3与中1/3交点处

合谷
手背第一、第二掌骨间，第二掌骨桡侧的中点处

●中医专家教你的小窍门

要注意完全治愈慢性炎症，尤其是反复感染的扁桃体炎，应该在风湿活动停止后2~4个月予以摘除。

曾经得过风湿的患者，要注意预防链球菌的感染。

第五章 外科疾病的中医疗法

62 类风湿性关节炎

类风湿性关节炎，又称类风湿，是一种病因尚未明确的慢性全身性炎症性疾病。

● 病因病机

类风湿性关节炎可能与患者自身内分泌、代谢、营养、地理环境、从事职业、心理因素和社会环境的差异、细菌、病毒感染及遗传因素等方面有关系。

● 诊断依据

1. 其突出的临床表现为反复发作的、对称性的、多发性小关节炎，以手部指、掌、腕、足趾等关节最常见。

2. 早期呈现红、肿、热、痛和功能障碍，晚期关节可出现不同程度的强硬和畸形，并有骨和骨骼肌萎缩，是一种致残率较高的疾病。

3. 从病理改变的角度来看，类风湿性关节炎是一种主要累及关节滑膜，其次为浆膜、心、肺及眼等结缔组织的广泛性炎症性疾病。因此病人除了有以上关节炎的表现外，还可有其他全身性表现，如发热、疲乏无力、体重减轻、心包炎、胸膜炎、眼病变、动脉炎等。

● 常用疗法

类风湿性关节炎可以采用拔罐疗法，可以选取4组穴位：①大椎穴、膈俞穴、脾俞穴、血海穴、气海穴；②肩髃穴、曲池穴、外关穴；③环跳穴、阳陵泉穴、昆仑穴；④身柱穴、腰阳关穴。如果是上肢有病症，那么就取①②组穴位；如果是下肢有病症，那么就取①③组穴位；如果是脊柱有病症，那么就取①④组穴位。让患者取适当的体位，然后对上述穴位均施以单纯火罐法。留罐10分钟，每日1次。

● 饮食疗法

乌豆汤：食用油500毫升，白糖500克，黑大豆500克，白米1500克，生姜适量。把黑大豆泡发，用食油炸透。把白米煮烂，放黑大豆，加白糖、生姜。可佐餐食用。

薏仁干姜粥：薏仁150克，干姜9克，糖5克。把薏仁、干姜煮成粥，加白糖。每天1次，连服1个月。

类风湿性关节炎的中医疗法

拔罐疗法

对症取穴
1. 大椎、膈俞、脾俞、血海、气海
2. 肩髃、曲池、外关
3. 环跳、阳陵泉、昆仑
4. 身柱、腰阳关

操作步骤

如果是上肢有病症,那么就取①②组穴位;如果是下肢有病症,那么就取①③组穴位;如果是脊柱有病症,那么就取①④组穴位

让患者取一定适当体位,然后对上述穴位均施以单纯火罐法

留罐10分钟,每日1次

背部对症取穴

大椎、身柱、膈俞、脾俞、腰阳关、环跳、曲池、外关、昆仑

刮痧疗法

对症取穴
背腰部:大椎、肾俞、腰眼
上肢部:曲泽
下肢部:阳辅、内庭

时间	运板	次数
30分钟	推刮法	60次

背部对症取穴

大椎 第七颈椎棘突下凹陷中

肾俞 背部,第二腰椎棘突下,旁开1.5寸

腰眼 背部,第四腰椎棘突下,旁开约3.5寸凹陷中

第五章 外科疾病的中医疗法

●中医专家教你的小窍门

养成健康的生活习惯:避免淋雨,出汗后不要立即用凉水冲洗,也不要立即吹电风扇,及时换洗汗湿的衣服。

避免久居低洼、潮湿的环境,房间要保持通风,衣服、毛巾、被单保持干净、干爽,多晒太阳。

63 痔疮

痔疮是指直肠下端黏膜下和肛管皮肤下静脉扩大和曲张所形成的静脉团。位于肛门周围肛门齿状线以下为外痔,一枚或数枚,质硬而坚,时痒时痛;位于齿状线以上则称内痔,经常可见到便后出血的症状。

● 病因病机

痔疮,是肛门直肠底部及肛门黏膜的静脉丛发生曲张而形成的一个或多个柔软的静脉团的一种慢性疾病。通常当排便时持续用力,造成此处静脉内压力反复升高,静脉就会曲张。痔疮包括内痔、外痔和混合痔。内痔是长在肛门齿状线以上的痔,如果膨胀的静脉位于其下方,几乎是在肛管口上,这种就叫外痔。无论内痔还是外痔,都可能发生血栓。在发生血栓时,痔中的血液凝结成块,从而引起疼痛。

肛门部位受冷或受热、便秘、腹泻等疾病以及过量饮酒和多吃辛辣食物等不良习惯,都会刺激肛门和直肠,使痔静脉丛充血而导致痔疮。一些疾病如腹内肿瘤、子宫肿瘤、卵巢肿瘤、前列腺肥大等也会间接引发痔疮。

● 诊断

1. 便时出血,血色鲜红,出血量一般不大,但有时也可较大量出血,便后出血自行停止。粪便干硬、饮酒及进食刺激性食物等是出血的诱因。

2. 痔块脱出,痔发展到一定程度即能脱出肛门外,痔块由小变大,由可以自行恢复变为须用手推回肛门内。

3. 疼痛,肛门沉重、疼痛,常与排便不尽感觉同时存在。痔块脱出嵌顿,出现水肿,感染时,局部疼痛剧烈。

4. 痛痒,肛门周围痛痒,甚至导致皮肤湿疹,常使患者极为难受。

● 饮食疗法

桑葚粥:糯米100克,桑葚30克(鲜品60克),冰糖25克。先将桑葚浸泡片刻,洗净后与米煮粥,粥将熟时加入冰糖煮片刻,冰糖融化后即可食用。每日2次,早晚服用,5~7天为一疗程。

木耳柿饼汤:木耳6克、柿饼50克、红糖50克。将洗净的木耳与柿饼、红糖同煮成汤。每日1次,连服5~6天。

痔疮的中医疗法

按摩疗法

按摩部位	秩边	按摩手法	指压
按摩时间	2分钟	按摩力度	4

按摩部位	长强	按摩手法	指压
按摩时间	5分钟	按摩力度	3

拔罐疗法

可以采用刺络罐法治疗痔疮，每3日治疗1次，3次为1疗程。

操作步骤

让患者取俯卧位，对身体两侧的大肠俞穴位皮肤进行消毒

用细三棱针快速刺入身体一侧的大肠俞中（一般刺入的深度为0.5～1分），针刺入后要在身体内左右摇摆5～6次，以使身体同侧下肢有明显的酸胀放射感

出针后用闪火法将大玻璃罐吸拔在穴位上，留罐20分钟，起罐后，用干棉球擦净血污

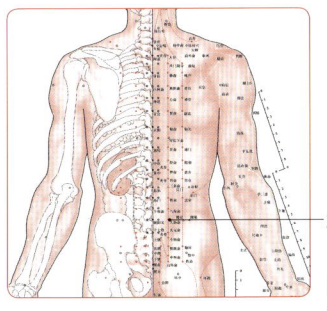

大肠俞
在腰部，当第四腰椎棘突下，旁开1.5寸

●中医专家教你的小窍门

保持肛门周围的清洁。最好每天定时排便。不要强忍大便，蹲厕时间不宜过长及过分用力。司机、孕妇和久坐人员可每天做10次提肛动作来预防痔疮。

第六章 神经系统疾病的中医疗法

神经系统疾病是发生于中枢神经系统、周围神经系统、植物神经系统的以感觉、运动、意识、植物神经功能障碍为主要表现特征的疾病，运用中医疗法治疗具有一定的疗效。

DILIUZHANG

- 脑出血
  按摩迎香、合谷，辅助治疗脑出血

- 脑血栓
  艾灸＋耳压，赶走脑血栓后遗症

- 脑动脉硬化
  按摩印堂、太阳，消除老年人的隐患
- 癫痫
  拔罐＋刮痧，减少癫痫发作次数

- 重症肌无力
  按摩脾俞、膈俞，还你肌肉应有的力量
- 坐骨神经痛
  按摩承扶、委中，让你坐立自如

本章看点

64 脑出血

> 脑出血又叫脑溢血，是指大脑内部的出血，多由高血压引起，是中老年人常见的脑血管疾病，死亡率非常高，多有后遗症。

● 病因病机

脑出血多由内伤积损、劳欲过度、饮食不节、情志所伤、气虚邪中等原因导致，患者大多脏腑功能失调，气血两虚，再加上现代人活动少，饮食过度，生活压力大，致使瘀血阻滞、痰热内蕴导致。疾病发生的部位在脑，但是与心、肝、肾、脾的关系十分密切，肝肾阴虚、气血衰弱是致病的根本原因。

● 诊断依据

1.症状：

意识障碍：患者多有躁动不安、意识模糊，严重者很快会进入昏迷状态，同时患者还有面部潮红、大汗、尿失禁等症状。头痛呕吐：症状较轻的患者通常会有头痛的症状，以发病位置最为剧烈，患者大多会发生喷射性呕吐，呕吐物多呈咖啡色。强直与抽搐：如果出血的情况十分严重，影响到脑干的部分功能的时候，患者还会出现强直与抽搐现象。体温升高：大多数出血后伴有高热，是大脑的体温调节中枢受到损害的原因。

2.体征：患者有不同程度的意志障碍，早期多有血压升高的现象，比较严重的患者会有脉搏缓慢洪大、呼吸深长缓慢、瞳孔形状不规则、心律失常的症状，病情恶化时会出现呼吸系统和循环系统衰竭的情况。

3.辅助检查：颅脑CT检查可以确定出血部位和血肿的大小形状，以及周围脑组织的水肿情况。脑血管造影可以发现大脑前动脉向对侧移动，中动脉会向外侧移。脑脊液检查可发现颅压升高呈血性。

● 常用疗法

脑出血患者可以选用按摩疗法来辅助治疗，选取迎香穴和合谷穴，迎香穴在鼻翼外缘中点旁，当鼻唇沟中；合谷穴在手背，第一、第二掌骨间，当第二掌骨桡侧的中点处。

也可以选用艾灸疗法辅助治疗，可以选用隔盐灸，先把盐放在穴位上，再把艾炷置于盐上，点燃艾炷，以温热舒适感为度，每穴灸3~5壮，每日1次，5天为1个疗程。

脑出血的中医疗法

按摩疗法

可以用轻柔的手法按摩合谷穴、迎香穴，以患者感觉舒适，并有酸胀感为度，每个穴位每次大约按摩3分钟。

按摩部位	迎香	按摩手法	按揉
按摩时间	3分钟	按摩力度	2

按摩部位	合谷	按摩手法	按揉
按摩时间	3分钟	按摩力度	3

艾灸疗法

可以选用隔盐灸，选取气海穴和关元穴，先把盐放在穴位上，再把艾炷置于盐上，点燃艾炷，以温热舒适感为度，每穴灸3～5壮，每日1次，5天为1个疗程。

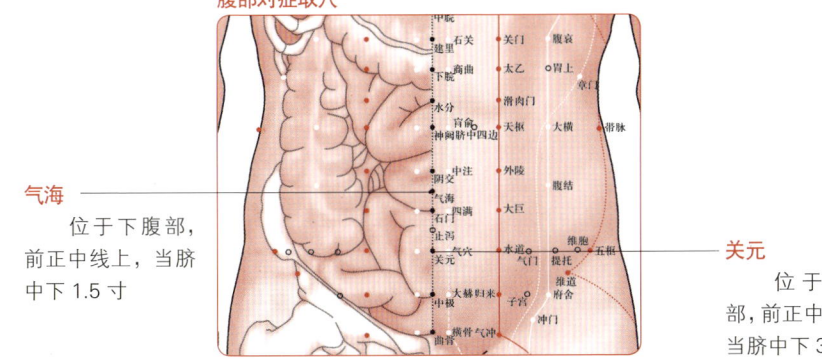

腹部对症取穴

气海
位于下腹部，前正中线上，当脐中下1.5寸

关元
位于下腹部，前正中线上，当脐中下3寸

●中医专家教你的小窍门

脑出血患者要防止血压过高和情绪过于激动，生活有规律，合理饮食，防止便秘。
轻度脑出血患者要在病情好转之后及时开始恢复性活动和按摩，每日2～3次，每次20分钟左右，以恢复生活能力和劳动能力。

65 脑血栓

> 脑血栓是脑血管病的一种，多发于中老年人，是脑血管壁本身的病变造成的，大多由脑血管动脉硬化的原因造成，低血压和血黏度高也可诱发此病。

● 病因病机

脑血栓的形成比较缓慢，一般从发病开始到高峰需要数小时或数天，多在晚上休息的时候发病，很多病人往往是在早晨出现偏瘫或失语的症状，白天发病的病人多有头晕、四肢麻木等症状。脑血栓多形成在颈内动脉、大脑前动脉和大脑中动脉的分支中。

脑血栓属于中医"中风"的范畴，与年龄、体质、情绪、气候等因素都有关系，多由痰、风、火、虚、瘀等原因导致。

● 诊断依据

1. 症状：颈内动脉血栓主要为病变对侧肢体感觉障碍，严重者有颅压升高导致的头痛、昏迷等症状。大脑前动脉血栓病变引起对侧肢体感觉障碍，上肢轻、下肢重，可有排尿异常出现。

小脑后下动脉血栓的患者突然感觉到头晕、恶心、呕吐等症状，对侧感觉减退。大脑后动脉血栓的患者阅读、视觉功能和空间辨识功能发生紊乱，出现大脑不能支配肢体的现象。

2. 辅助检查。颅脑CT在24～48小时可发现低密度灶化现象，外周血流变化异常。颅脑核磁共振可显示二级以上脑动脉。少数患者颅压升高，脑脊髓液蛋白含量升高。

● 常用疗法

脑血栓患者可以采用艾灸疗法辅助治疗，以手阳明大肠经穴为主，语言障碍加哑门穴、通里穴；口眼歪斜加地仓穴、下关穴、合谷穴；下肢瘫痪加环跳穴、阳陵泉穴；上肢瘫痪加曲池穴、手三里穴、外关穴。用艾条每日或隔日进行一次，连续进行1个月。治疗时要注意观察病人的体质强弱和病情，艾灸时以皮肤出现红晕为度，不要出现水泡。

也可以采用耳压疗法，选取皮质下、神门、三焦、心、肾、脑等对应部位，每次取3~5个部位，两个耳廓轮流进行，隔日1次，连续7~10天为1个疗程。

脑血栓的中医疗法

艾灸疗法

用艾条每日或隔日进行一次,连续进行1个月。治疗时要注意观察病人的体质强弱和病情,艾灸时以皮肤出现红晕为度,要注意不能出现水泡。

对症取穴

主穴:手阳明大肠经穴为主
配穴:语言障碍加哑门、通里;口眼歪斜加地仓、下关、合谷;下肢瘫痪加环跳、阳陵泉;上肢瘫痪加曲池、手三里、外关

耳压疗法

每次取3～5个部位,两个耳廓轮流进行,隔日1次,连续7～10天为1个疗程。

对症取穴

皮质下、神门、三焦、心、肾、脑

●中医专家教你的小窍门

要注意预防高血压、高血脂、心脏病、糖尿病等常见慢性病。合理安排学习和工作,消除各种诱发因素。

适当进行体育锻炼,多吃蔬菜、水果和豆制品。

66 脑动脉硬化

脑动脉硬化是指脑动脉的管壁结缔组织增生、内膜粗糙、弹性变差、管腔狭窄，影响大脑的血液循环和供氧，引起大脑功能减退的一种疾病。

● 病因病机

脑动脉硬化的常见症状为头痛、头晕、耳鸣、听力减退、肢体麻木、睡眠障碍，多发于40岁以上的中老年人，男性居多。

脑动脉硬化多由脏腑功能失调、肾虚、饮食不节、心情抑郁导致，老年人年迈肾亏是发病的根本原因，肾虚导致气血不足，再加上饮食过度油腻、脾胃运化失常、水谷不化导致瘀血内生。另外情绪也是本病产生的一个重要原因，所以要注意调节自己的精神状态，防止肝气郁结导致瘀积。总之，脑动脉硬化是脏腑不足、痰浊瘀血阻滞引起的。

● 诊断依据

1. 症状：头晕、头痛、失眠、多虑、注意力不集中、注意力减退、思维能力下降。

2. 体征：面部缺乏表情，直立时身体前倾，四肢肌肉强直，手指有震颤现象，走路时步伐小，身体前冲。

3. 辅助检查：脑电图显示脑血流图有上升时间延长，重搏波减弱或者消失，主峰夹角变钝，波幅下降。颅脑CT显示有不同程度的脑萎缩和大小不等的梗死灶。

● 常用疗法

脑动脉硬化患者可以选用按摩疗法辅助治疗，选取印堂穴和太阳穴，印堂穴在额部，当两眉头之中间；太阳穴在颞部，眉梢与目外眦之间，向后约一横指的凹陷处。

也可以选用耳压疗法，选取皮质下、神门、心、肾、枕、肝、脾的对应部位，每次取3~5个部位，两个耳廓轮流进行，用重度刺激，隔日1次，连续7~10天为1个疗程。

脑动脉硬化的中医疗法

按摩疗法

按摩部位	印堂	按摩手法	指压
按摩时间	2分钟	按摩力度	2

按摩部位	太阳	按摩手法	按法
按摩时间	2分钟	按摩力度	3

耳压疗法

每次取3~5个部位，两个耳廓轮流进行，用重度刺激，隔日1次，连续7~10天为1个疗程。

对症取穴

皮质下、神门、心、肾、枕、肝、脾

中医专家教你的小窍门

工作学习要注意劳逸结合，要避免情绪紧张、精神焦虑，不要过度用脑。饮食合理，要多吃蔬菜、水果，注意预防慢性病。

67 癫痫

癫痫，俗称羊癫风，是一种发作性神经异常的疾病。当此病发作时，患者的主要表现为突然性的意识丧失，全身出现抽搐症状。

● 病因病机

癫痫分为原发性和继发性两种。原发性癫痫的病因，目前尚不明确；而继发性癫痫，则常是由脑膜炎、脑炎、脑血管痉挛、颅内疾病、低血糖、脑外伤和中毒等原因所引起。

从中医的角度讲，癫痫属于"痫证""癫疾"的范畴，多由风阳内动、痰浊蒙窍、瘀血阻滞、郁火内生等原因导致。

● 诊断依据

1. 癫痫小发作：

（1）症状：患者突然瞪目直视、呆立或呆坐，如果手中有拿东西会掉落，面色苍白，跌扑和抽搐。

（2）发作时间：数秒钟即恢复正常。

2. 癫痫大发作：

（1）症状：突然发作，有时会大叫一声，随即意识丧失，全身抽搐，咬牙，皮肤紫绀，口吐白沫或因舌、唇破而出现血沫，眼红，瞳孔扩大，大小便失禁。

（2）发作时间：这样持续数分钟后进入昏睡，经过半小时以上，神志才慢慢清醒。醒后感头痛，精神疲倦，浑身疼痛不适，对发病时情况记忆不清。

3. 局限性癫痫：经常见于继发性癫痫，患者一般不会有意识障碍，仅一侧肢体或面部有麻木或抽搐。

4. 癫痫持续状态：癫痫连续性发作，其间患者神志不清，必须抢救，否则很可能导致死亡。

● 常用疗法

癫痫患者可以选用拔罐疗法辅助治疗，让患者取仰卧位，在对穴位皮肤进行常规消毒后，先用三棱针点刺穴位以放血，然后再用抽气罐吸拔穴位，留罐10分钟，每日1次。

也可以选用刮痧疗法，选取头部的百会、风府两穴，用轻手法刮约30次。

癫痫的中医疗法

拔罐疗法

让患者取仰卧位，在对穴位皮肤进行常规消毒后，先用三棱针点刺穴位以放血，然后再用抽气罐吸拔穴位，留罐 10 分钟，每日 1 次。

头部正面对症取穴

印堂
在面额部，两眉头连线的中点处

刮痧疗法

选取头部的百会、风府两穴，用轻手法刮约 30 次。

头部背面对症取穴

百会
头部，当前发际正中直上 5 寸或两耳尖连线中点处

风府
后发际正中直上 1 寸，枕外隆凸直下凹陷中

●中医专家教你的小窍门

对于高龄初产妇，如预计生产过程不顺利，应及早剖腹取胎，这样可以避免因缺氧、窒息、产伤引起婴儿日后患癫痫。

高热惊厥患者以后约有 15% 转变成癫痫，对有复发可能的高热惊厥，应及早地采取预防措施。

68 重症肌无力

重症肌无力是一种神经－肌肉接头部位因为乙酰胆碱受体减少而出现传递障碍的自身免疫疾病。

● 病因病机

重症肌无力可见于任何年龄，大部分会在30岁之前发病，患者常伴有胸腺瘤。发病的初期症状大多十分隐蔽，表现为乏力，休息后有所好转，因此经常被忽视。大多数患者的症状上午较轻，午后变重，晚期患者症状可出现在全身肌肉范围，可出现肌肉萎缩现象。

从中医的角度来看，重症肌无力属于"痿证""虚劳"的范畴，大多是由于湿毒侵袭、湿热侵袭、伤食、久病体虚、过劳等导致的。

● 诊断依据

1. 大多数患者的症状都是早晨轻、下午重，病程长，有时会自行缓解，会受到环境、身体状况的影响使病情复发或加重，病情严重的患者会出现全身肌肉的萎缩。

2. 体征可表现为全身肌肉慢慢出现无力的症状，严重者全身肌肉都会呈无力状态，重症患者还会出现吞咽和呼吸困难的情况，甚至会危及生命。

2. 辅助检查可做肌疲劳实验；电生理检查可发现受损肌肉反应迅速消失；胸部 X 光片或胸腺 CT 可发现胸腺增生或胸腺肿瘤，也对重症肌无力患者的诊断有辅助作用。

● 常用疗法

重症肌无力患者可以选用拔罐疗法辅助治疗，选取脾俞穴和膈俞穴，脾俞穴在背部，第十一胸椎棘突下，旁开1.5寸；膈俞穴在背部，当第七胸椎棘突下，旁开1.5寸。

也可以采用耳压疗法，选取眼、皮质下、脾，配穴取肝、肾、内分泌的对应部位，用毫针刺激所取穴位后加压丸，双耳依次进行，每次取3~4个部位，隔日1次，10次一个疗程。

重症肌无力的中医疗法

按摩疗法

按摩部位	脾俞	按摩手法	按揉
按摩时间	2分钟	按摩力度	3

按摩部位	膈俞	按摩手法	按揉
按摩时间	2分钟	按摩力度	3

耳压疗法

用毫针刺激所取穴位后加压丸，双耳依次进行，每次取3~4个部位，隔日1次，10次一个疗程。

对症取穴

主穴取眼、皮质下、脾，配穴取肝、肾、内分泌等。

●中医专家教你的小窍门

患者要注意休息，饮食要清淡，忌食难以消化的食物，还要保持心情愉快。

患者除了常规护理以外，还要注意预防感冒，以免加重病情。吞咽困难的患者要注意进食流食。行动困难的患者要注意褥疮。

69 坐骨神经痛

坐骨神经痛，是指坐骨神经通路及其分布区域内的疼痛，是一种常见的周围神经疾病。根据病因，它可以分为根性坐骨神经痛和干性坐骨神经痛两种。

● 病因病机

根性坐骨神经痛多由腰椎间盘突出、脊椎肿瘤等脊椎病变所引起；干性坐骨神经痛则多由坐骨神经炎等引起，发病较急。

● 诊断依据

1. 体态：站立时，身体略向健康一侧倾斜，患病侧的下肢在髋、膝关节处微屈而足跟不着地。睡时，向健侧侧卧，病侧下肢髋、膝关节处呈微屈姿势。

2. 肌肉情况：患病一侧常有轻度的肌张力减弱，严重患者可有肌肉消瘦、肌肉弛软，并有压痛现象，以腓肠肌最为明显。

3. 疼痛：一般多由臀部或髋部开始，向下沿大腿后侧、腘窝、小腿外侧、向足背外侧扩散。疼痛常在咳嗽、用力、弯腰、震动时加剧。

4. 压痛点：腰部脊椎旁点（第四、五腰椎棘突平面离中线外1.5～2厘米）、坐骨孔点（在坐骨孔上缘，相当于秩边穴）、转子点（相当于环跳穴）、窝点（相当于委中穴）。小腿外侧和外踝之后亦有压痛。

5. 神经牵引痛检查：

（1）直腿抬高试验：让患者平卧，于足跟处向上抬起伸直的下肢，通常抬高到45°时即产生疼痛，为阳性。

（2）伸腿试验：让患者采取坐位，双腿伸直，患病一侧的膝关节不能伸直，下压该膝时，引起疼痛，即为阳性。

（3）拾物试验：让患者俯身拾取地面上的物品，若患者先弯曲患肢，然后再弯腰拾取物品，同时喊疼，即为阳性。

● 常用疗法

坐骨神经痛患者可以选用按摩疗法，选取承扶穴和委中穴，承扶穴在大腿后面，臀下横纹的中点处；委中穴在腘横纹中点，当股二头肌腱与半腱肌肌腱的中间。

也可以选用拔罐疗法，患者取俯卧位，在对穴位进行常规消毒后，首先用三棱针在穴位上作点刺，然后用闪火法将罐具吸拨在穴位上，留罐10~15分钟。每次吸拨一组穴位，隔日1次。

坐骨神经痛的中医疗法

按摩疗法

按摩部位	承扶	按摩手法	指压
按摩时间	1分钟	按摩力度	3

按摩部位	委中	按摩手法	指压
按摩时间	2分钟	按摩力度	3

拔罐疗法

让患者取俯卧位，在对穴位进行常规消毒后，首先用三棱针在穴位上作点刺，然后用闪火法将罐具吸拔在穴位上，留罐10~15分钟。隔日1次。

背部对症取穴

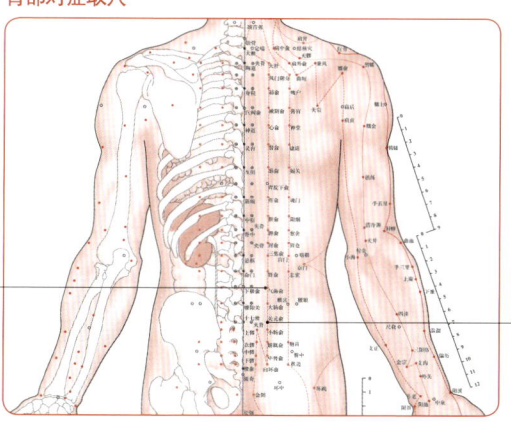

气海俞
位于腰部，当第三腰椎棘突下，旁开1.5寸处

关元俞
位于身体骶部，当第五腰椎棘突下，左右旁开两指宽处即是

●中医专家教你的小窍门

本病患者要注意劳逸适度，忌烟忌酒，适当活动，尽量避免细菌感染和服用止痛药，避免着凉，要远离潮湿的环境。

第七章 妇科疾病的中医疗法

女性生殖系统所患的疾病叫妇科疾病,常见的有痛经、月经不调、阴道炎、盆腔炎、子宫脱垂、子宫肌瘤等,运用中医小疗法,可以轻松缓解病痛。

DIQIZHANG

- 痛经
  按摩＋拔罐，可以理气通络、活血化瘀
- 月经不调
  按摩＋刮痧，疏通经络、调理气血
- 阴道炎
  选择熏洗疗法，消除难言之隐
- 盆腔炎
  家庭拔罐疗法，轻松解决下腹的不适
- 子宫脱垂
  按摩归来、水泉，让子宫恢复原位
- 子宫肌瘤
  按摩横骨穴，让子宫肌瘤悄然消失
- 子宫内膜异位
  辨证论治，传统方药消除血瘀
- 更年期综合征
  拔罐＋刮痧，消除更年期女性的烦躁

本章看点

70 痛经

> 痛经是指经期前后或行经期间，出现下腹部痉挛性疼痛、恶心呕吐、全身不适的现象，会影响到生活和工作。

● 病因病机

痛经可以分为原发性痛经和继发性痛经两种，原发性痛经指生殖器官并没有明显的异常而出现痛经的现象。继发性痛经则是由于生殖器官的病变导致的痛经，如子宫内膜异位症、盆腔炎、肿瘤等。

痛经经常是由于气滞、血瘀、寒凝造成的。中医认为痛经时邪气内伏或精血素亏，气血运行不畅，"不通则痛"，或胞宫失于濡养，"不荣则痛"故使痛经发作。另外，气血虚弱和肝肾亏虚也会导致痛经。

子宫颈管狭窄主要是经血外流受阻而引起痛经；子宫发育不良容易造成子宫缺血、缺氧而引起痛经；子宫位置异常也可影响经血通畅而导致痛经。

● 诊断依据

原发性痛经的诊断：

1. 初潮后 1～2 年内发病。
2. 在出现月经或在此之前几个小时开始痛，疼痛持续时间不超过 72 小时。
3. 疼痛性质属痉挛性或类似分娩产痛。
4. 妇科双合诊或肛诊，可得出原发性痛经的诊断。

● 常用疗法

痛经患者可以选用按摩疗法，选取气海穴和关元穴，气海穴在下腹部，前正中线上，当脐中下 1.5 寸；关元穴在下腹部，前正中线上，当脐中下 3 寸。

也可以选用拔罐疗法，让患者取仰卧位以充分暴露穴位，然后用转火法进行吸拔，使患者皮肤局部有抽紧感，留罐 15 分钟。这样的治疗每日 1 次，2~4 次为一疗程。

痛经的中医疗法

按摩疗法

按摩部位	气海	按摩手法	摩法
按摩时间	2分钟	按摩力度	3

按摩部位	关元	按摩手法	摩法
按摩时间	2分钟	按摩力度	3

拔罐疗法

让患者取仰卧位以充分暴露穴位,然后用转火法进行吸拔,使患者皮肤局部有抽紧感,留罐15分钟。这样的治疗每日1次,2～4次为一疗程。

腹腿部对症取穴

关元
位于下腹部,前正中线上,当脐中下3寸之处

中极
位于下腹部,前正中线上,当脐中下4寸之处

归来
位于人体的下腹部,当脐中下4寸,距前正中线2寸之处

足三里
位于外膝眼下3寸,距胫骨前嵴一横指,当胫骨前肌上

●中医专家教你的小窍门

先用逆时针摩法按摩小腹,再进行穴位按摩,治疗效果更好。避免一切生冷及不易消化和刺激性食物,如辣椒、可乐、巧克力等。

经期避免感受风寒,忌冒雨涉水。注意调节情志,消除恐惧焦虑等情绪。月经期间避免进行剧烈运动和过重的体力劳动。

71 月经不调

月经不调是指由于卵巢功能不正常所引起的月经周期提前或延后，行经日期的紊乱、经量过多或过少。

● 病因病机

由于卵巢激素的作用，使子宫内膜起周期性变化后，周期性的子宫出血，就成为月经。第一次月经称初潮，现代女性月经初潮平均在 12.5 岁，绝经年龄通常在 45～55 岁之间。

月经不调是指由于卵巢功能不正常所引起的月经周期提前或延后，行经日期的紊乱、或者经量过多或过少。如果出现月经不调，应当及时救治，不能忽视。

月经提前，经量较多，颜色鲜红，口干、便秘、舌质红是因为血热；月经提前，经量较少，颜色淡，头晕、耳鸣、腰酸，是因为虚热；经期延后，经量少，颜色暗淡，怕冷，舌苔发白，是因为虚寒；经期提前，经量较多，颜色暗淡，面色苍白，无力，是因为气虚；经期提前或延后，颜色暗淡，头晕，体虚，舌苔白，是因为脾虚。

● 诊断依据

经期提前：月经周期短于 21 天，而且连续出现两个周期以上。

经期延迟：月经错后 7 天以上，甚至 40～50 天一行，并连续出现两个周期以上。

经期延长：周期正常，经期延长超过 7 天以上，甚至两周方净。有炎症的女子平时小腹疼痛，经期加重，平素白带量多，色黄或黄白、质稠、有味。黄体萎缩不全者月经量较多；子宫内膜修复延长者在正常月经结束后，仍有少量持续性阴道出血。

月经失调：月经先后不定期、月经提前或延迟，周期短于 21 天或长于 35 天。

● 常用疗法

月经不调患者可以选用按摩疗法，选取气海穴和太溪穴，三阴交穴在下腹部，前正中线上，当脐中下 1.5 寸；三阴交穴在小腿内侧，当足内踝尖上 3 寸，胫骨内侧缘后方。

也可以选用刮痧疗法，刮拭部位选取背部的肝俞穴、脾俞穴，腹部的天枢穴、归来穴，下肢的太冲穴，采取面刮法，每穴刮拭 40 下，每天 1 次，5 次为 1 个疗程。

月经不调的中医疗法

按摩疗法

按摩部位	气海	按摩手法	摩法
按摩时间	2分钟	按摩力度	3

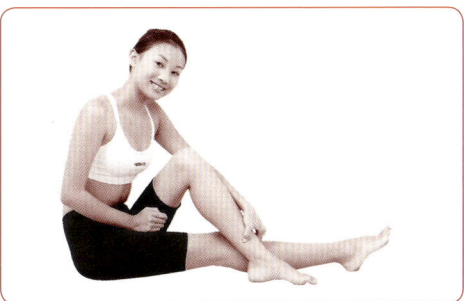

按摩部位	三阴交	按摩手法	指压
按摩时间	3分钟	按摩力度	3

刮痧疗法

刮拭部位选取背部的肝俞穴、脾俞穴，腹部的天枢穴、归来穴，下肢的太冲穴，采取面刮法，每穴刮拭40下，每天1次，5次为1个疗程。

腹腿部对症取穴

天枢
平脐中，距脐中2寸处

归来
下腹部，当脐中下4寸，距前正中线2寸

太冲
脚背部第一、二跖骨结合部之前凹陷处

●中医专家教你的小窍门

保持精神愉快，避免精神刺激和情绪波动。注意卫生，预防感染，注意外生殖器的卫生清洁。

经血量多者忌食红糖。月经前绝对不能性交，还要注意保暖。内裤宜选柔软、棉质、通风透气性能良好的，要勤洗勤换，换洗的内裤要放在阳光下晒干。

72 阴道炎

阴道炎是病原体侵入阴道，产生炎症，出现白带异常的一种疾病，常见有滴虫性阴道炎、念珠菌阴道炎、老年性阴道炎等几种。

● 病因病机

各个不同年龄阶段的妇女都有可能患上阴道炎，这是妇科的一种常见疾病。但是在中医的妇科中，没有"阴道炎"这个疾病名，因为阴道炎的临床症状大多有带下、阴部瘙痒的症状，所以属于"带下""阴痒"的范畴。

滴虫性阴道炎是感染阴道毛滴虫而引起的妇科阴道炎症，有很强的传染性，中医认为滴虫性阴道炎多由湿热下注、肾虚湿盛所导致。念珠菌阴道炎由白色念珠菌感染导致，中医认为念珠菌阴道炎多由肾虚和脾虚所导致。老年性阴道炎是由于妇女绝经后，雌性激素缺乏造成的，也可见于切除了卵巢的妇女。

诊断依据

阴道炎的诊断依据

- 滴虫性阴道炎
  - 病史　有不洁性交史，或者有遭滴虫污染的公共浴池、厕所、衣物接触史
  - 症状　白带增多，外阴瘙痒，有时还有尿频、尿痛的症状
  - 体征　查体时可见阴道、宫颈黏膜充血红肿，散见小红疹，后穹窿有大量黄色分泌物

- 念珠菌阴道炎
  - 病史　有不洁性生活史，或是长期服用避孕药物、糖尿病接受大剂量激素治疗等
  - 症状　外阴奇痒、灼痛、白带增多，呈乳酪样或豆腐渣样，伴有尿频、尿痛的症状
  - 体征　小阴唇内侧和阴道黏膜有白色膜状物，擦去后可见充血，严重者有溃疡现象

- 老年性阴道炎
  - 病史　多发于绝经后或卵巢切除术之后，或是肿瘤病人放疗、化疗之后
  - 症状　白带增多，呈黄水状，有恶臭，伴随瘙痒、灼热
  - 体征　外阴、阴道潮红，呈老年性病变，皱襞消失，宫颈充血，有出血点

阴道炎的中医疗法

熏洗疗法

中医治疗阴道炎的时候，除了服用汤药之外，还可以采用熏洗疗法，对不同阴道炎治疗效果都比较不错。

蛇床子方
蛇床子10克，百部10克，花椒10克，黄柏10克，白矾10克，苦参10克，煎汤熏洗阴部或冲洗阴道。
对症治疗
此方用来治疗滴虫性阴道炎。

紫马洗剂
紫花地丁15克，马鞭草15克，煎汤熏洗阴部或冲洗阴道。
对症治疗
此方用来治疗念珠菌性阴道炎。

女性生殖器生理

女性出生后，生殖器官经过十几年的发育才成熟，有30多年的生理旺盛时期，以后它的功能就逐渐衰退。

输卵管
位于人体的盆腔内，在子宫两侧左右各一条。输卵管是长形的输送卵子的管腔，分为间质部、峡部、壶腹部、伞部四个部分，开口于腹腔

卵巢
卵巢是一对扁的椭圆体，大如杏核，位于子宫两侧，与盆腔侧壁相接。卵巢能产生卵子及分泌雌性激素

阴道
阴道上端围绕着子宫颈，下端开口于外阴，阴道是连接内外生殖器的管道。阴道前壁和膀胱、尿道相邻，后壁和直肠相邻。年轻妇女的阴道，有很多皱襞，分娩后会逐渐消失

子宫
位于盆腔中部，膀胱与直肠之间。子宫的形状像倒放的、前后稍扁的梨。子宫是月经形成的地方，也是胎儿生长发育的场所。子宫可分为底、体、峡、颈四部，子宫大小约7.5厘米，微向前屈，由圆韧带、宽韧带、子宫骶骨韧带三对韧带固定

73 盆腔炎

> 盆腔炎是指盆腔内生殖器官及盆腔周围结缔组织的炎症，急性盆腔炎治疗不及时会导致慢性盆腔炎，治疗更加困难。

● 病因病机

盆腔炎是妇科的常见疾病，它是指子宫、输卵管、卵巢、盆腔腹膜及盆腔结缔组织的炎性病变。盆腔炎可以在某一部分或几个部分同时发生，临床上往往难以区分，故统称为盆腔炎。盆腔炎可分为急性盆腔炎和慢性盆腔炎两种。

中医把盆腔炎归入"带下""热入血室"的范畴，女性在产后胞门未闭，风寒湿热侵入与冲任气血相连，蕴结于胞宫，气滞血瘀、气血衰弱导致。

● 常用疗法

盆腔炎患者可以选择拔罐疗法，让患者取适宜体位并对穴位处皮肤进行常规消毒（每次选 2~4 个穴位），用三棱针先在所选穴位上挑刺至出血，随后用闪火法将火罐吸拔在挑刺的穴位上，留罐 10~15 分钟，每周 1~2 次，挑刺治疗完每个穴位为 1 个疗程。

诊断依据

盆腔炎的诊断		
	病史	往往由急性盆腔炎、阴道炎或是不洁性生活导致
	临床表现	有低热、全身乏力感，下腹和腰部胀痛，有些患者还有痛经、月经不调、带下的症状
	体征	子宫后倾，活动受限或粘连，盆腔有结缔组织炎时，子宫会增生、变硬，触诊时有压痛
	辅助检查	血常规检查可见白细胞增高，B超显示有包块，边界不清

盆腔炎的中医疗法

女性盆腔器官

拔罐疗法

让患者取适宜体位，并对穴位皮肤外进行常规消毒（每次选2~4个穴位），用三棱针先在所选穴位上挑刺至出血，随后用闪火法将火罐吸拔在挑刺的穴位上，留罐10~15分钟，每周1~2次，挑刺治疗完每个穴位为1个疗程。

腹腿部对症取穴

气海
该穴位于下腹部，前正中线上，当脐中下1.5寸处

关元
位于下腹部，前正中线上，当脐中下3寸之处

归来
位于人体的下腹部，当脐中下4寸，距前正中线2寸之处

曲骨
位于人体的下腹部，当前正中线上，耻骨联合上缘的中点处

足三里
位于外膝眼下3寸，距胫骨前嵴一横指，当胫骨前肌上

●中医专家教你做食疗

生地粳米粥：生地30克，粳米60克。生地切片，用清水煎煮2次，取汁100毫升。粳米熬粥，快熟时放入煎好的生地药汁，粥熟后即可食用。

败酱玫瑰饮：败酱草30克，佛手10克，玫瑰花10克，将三种材料用水煎服。每天1剂，连服6天。

74 子宫脱垂

子宫脱垂是指子宫从正常位置沿阴道下降,宫颈外口达坐骨棘水平以下,甚至子宫全部脱出于阴道口以外的现象。子宫脱垂是一种常见的妇科病,俗称"落袋"或"阴挺"。

● 病因病机

患者常感觉会阴处坠胀,有物脱出,劳累后病情加剧,并伴随腰酸、大便困难、小便失禁等症状。子宫脱垂严重者,子宫局部可能有感染或糜烂,在过度劳累、剧烈咳嗽、排便时用力过大等情况下,常可引起反复发作,还可能导致尿失禁。

现代医学认为子宫脱垂多因分娩时宫颈、宫颈主韧带及子宫韧带损伤,或因分娩后支持组织没有及时恢复正常,导致子宫沿阴道向下移位,或因生育过多或分娩时用力过度造成骨盆筋膜和组织肌肉纤维受损引起。中医认为该病是形体羸弱、孕育过多、耗损肾气,或脾胃虚弱、中气下陷,或肝经湿热下注等原因造成,属于"落袋""阴挺""阴脱"等范畴。

子宫脱垂的程度

按照子宫下降的程度,临床上分为三度。

第一度
子宫位置比正常稍低,子宫颈仍在阴道口之内

第二度
子宫颈及部分子宫体露于阴道口外

第三度
子宫颈及子宫体全部脱出于阴道口外

子宫脱垂的中医疗法

按摩疗法

按摩部位	归来	按摩手法	按揉
按摩时间	2分钟	按摩力度	3

按摩部位	水泉	按摩手法	指压
按摩时间	2分钟	按摩力度	3

拔罐疗法

先让患者取俯卧位,随后用闪火法将火罐吸拔在背部穴位上,并留罐15~20分钟。每日1次,10次为1个疗程。

心俞
位于背部,当第五胸椎棘突下,旁开1.5寸处

灵台
位于人体背部,当后正中线上,第六胸椎棘突下凹陷中

肝俞
位于背部脊椎旁,第九胸椎棘突下,左右二指宽处或第九胸椎凸骨下,左右旁开1.5寸处

背部对症取穴

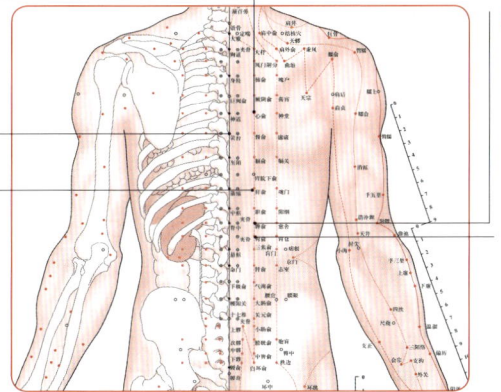

脾俞
位于人体背部,在第十一胸椎棘突下,左右旁开两指宽处

胃俞
位于背部,当第十二胸椎棘突下,旁开1.5寸处

●中医专家教你的小窍门

产后一段时间内不宜参加重体力劳动,应多卧床,防止子宫后倾。分娩后一个月内避免进行腹压的劳动。哺乳时间不宜过长。

75 子宫肌瘤

> 子宫肌瘤多发生于中年妇女，是女性生殖器中最常见的良性肿瘤。子宫肌瘤是由子宫壁肌层中的组织发展而成，常为多发性。

● 病因病机

中医上把本病归入"崩漏""石瘕"范围，子宫肌瘤多发生于中年妇女，其大小不等，数目不定，单个或多个肌瘤一起生长在子宫上，大部分为多发，多数生长在子宫体部，少数生长在子宫颈部，临床上可分为三种：浆膜下子宫肌瘤、间质性子宫肌瘤和黏膜下子宫肌瘤。

子宫肌瘤产生的原因是脏腑功能失调、气机阻滞、寒邪客胞、血行不畅，久积导致的疾病，东汉的张仲景认为子宫肌瘤与七情也有密切的关系。

● 常用疗法

子宫肌瘤患者可以选用按摩疗法来辅助治疗，选取横骨穴，横骨穴在下腹部，当脐中下5寸，前正中线旁开0.5寸。

诊断依据

子宫肌瘤的诊断		
	月经过多	为最常见的症状，表现为月经周期缩短、经量增多、经期延长、不规则阴道流血等，多见于黏膜下及间质性子宫肌瘤
	白带增多	有时产生大量脓血性排液并伴有臭味，黏膜下肌瘤时常见。白带增多是由于肌瘤从宫颈口突出于阴道内，易发生感染后造成
	不孕	子宫肌瘤压迫输卵管使之扭曲，或使宫腔变形以致妨碍受精卵着床，影响胎儿在子宫内的生长，导致不孕

子宫肌瘤的中医疗法

子宫肌瘤的治疗

1. 如果妇女在妊娠期间，子宫肌瘤不超过3个月，并且没有明显症状，可以不必治疗，但须定期检查。

2. 如果妇女在妊娠期间，子宫肌瘤发现时间长于3个月，临床症状显著，严重影响到患者健康时，需要进行手术切除。

3. 月经过多时，可服中药进行治疗。

子宫肌瘤

按摩疗法

子宫肌瘤是中年妇女多发的一种常见病，中医按摩疗法对于治疗子宫肌瘤有一定的效果。

横骨
下腹部，当脐中下5寸，前正中线旁开0.5寸

按摩部位	横骨	按摩手法	按揉
按摩时间	1分钟	按摩力度	3

●中医专家教你的小窍门

要彻底积极地治疗习惯性便秘等慢性病。防治风寒，忌食辛辣燥烈食物，注意小腹保暖，不可过度行房。多吃蔬菜、水果、芝麻、核桃等纤维丰富的食物，保持大便畅通。坚持做骨盆肌肉锻炼。

第七章 妇科疾病的中医疗法

76 子宫内膜异位

> 子宫内膜异位是指具有生长功能的子宫内膜组织出现在子宫腔被覆黏膜以外的身体的其他部位所引起的一种病症。

● 病因病机

子宫内膜异位发病部位大多在盆腔内生殖器和邻近器官的腹膜面，多发于中年妇女，是女性不孕症和慢性盆腔疼痛的主要原因，女性在绝经期之后雌性激素减少，异位内膜会随之萎缩，病情会好转，妊娠也会缓解病情。

中医中没有子宫内膜异位的疾病名，把其归入"痛经""月经不调"的范畴。中医认为子宫内膜异位为气滞血瘀、宫寒、痰瘀、气血虚弱、肾虚等原因导致的。

● 常用疗法

血瘀是治疗子宫内膜异位的关键，子宫内膜异位与月经周期有着密切的关系，治疗的时候要结合月经周期的不同、证型的不同，选用不同的方药分别论治。

诊断依据

子宫内膜异位的诊断

- **病史**：多见中年妇女，有流产史或宫内放置节育器的妇女更易患此病，或者外生殖道畸形，经期使用卫生棉条也容易患此病
- **症状**：
  1. 痛经。痛经是子宫内膜异位的典型症状，疼痛部位多在下腹部，可放射到周边
  2. 月经不调。月经量多或经期延长，有的患者同时还患有子宫肌瘤
  3. 不孕。约一半的患者会不孕，与黄体功能不足、自身免疫反常有关
  4. 性交疼痛。多由病变扩散到子宫直肠窝和阴道直肠膈导致，经前期比较明显
  5. 其他。有的患者还有排便、排尿困难，甚至还有血便、血尿的情况，有的患者还会在经期及前后低热
- **体征**：多数患者有子宫后倾现象，在子宫的一侧或对侧有包块，按压有痛感

子宫内膜异位的中医疗法

辨证论治

血瘀是治疗本病的关键，子宫内膜异位与月经周期有着密切的关系，治疗的时候要结合月经周期的不同分别论治。

子宫内膜异位的治疗方法

气滞血瘀型
- 症状：经前、经期小腹胀痛，乳房、胸肋胀痛，月经量少，舌质紫暗，有瘀斑，脉弦涩
- 治法：疏肝理气，活血化瘀
- 方药：五灵脂 6 克（炒），当归 9 克，川芎 6 克，桃仁 9 克（研泥），牡丹皮 6 克，赤芍 6 克，乌药 6 克，延胡索 3 克，甘草 9 克，香附 4.5 克，红花 9 克，枳壳 4.5 克

宫寒型
- 症状：下腹结块，经前和经期小腹冷痛，喜温畏寒，月经量少，舌质紫，脉沉紧
- 治法：温经散寒，活血化瘀
- 方药：小茴香（炒）7 粒，干姜（炒）0.6 克，延胡索 3 克，没药（研）6 克，当归 9 克，川芎 6 克，官桂 3 克，赤芍 6 克，蒲黄 9 克，五灵脂（炒）6 克

湿热型
- 症状：下腹结块，小腹隐痛，经期加重，月经量多，带下，苔黄腻，脉濡数或滑数
- 治法：清热利湿，活血化瘀
- 方药：当归 15 克，川芎 10 克，白芍药 25 克，生地黄 20 克，黄连 10 克，牡丹皮 15 克，香附 15 克，桃仁 15 克，红花 15 克，延胡索 10 克，红藤 20 克，败酱草 20 克，薏仁 20 克

痰瘀型
- 症状：久婚不育。经前、经期小腹痛，舌暗，苔白腻，脉细
- 治法：化痰散结，活血化瘀
- 方药：浙贝母 10 克，昆布 10 克，海藻 10 克，皂角刺 10 克，苍术 10 克，白术 15 克，茯苓 10 克，夏枯草 15 克，三棱 10 克，莪术 10 克，水蛭 5 克，荔枝核 5 克

气血虚型
- 症状：经期或经后腹痛，月经量多或少，色淡质稀，苔白薄，脉细无力
- 治法：益气化瘀
- 方药：黄芪 9 克，党参 6 克，白术 6 克，生山药 15 克，天花粉 12 克，知母 12 克，三棱 9 克，莪术 9 克，生鸡内金（黄者）9 克，白芍 6 克，熟地 10 克

肾虚型
- 症状：经期或经后腹痛，月经先后不定期，经量少，色淡，苔白薄，脉细无力
- 治法：益肾调经，活血化瘀
- 方药：熟地 20 克，山药 20 克，山茱萸 15 克，茯苓 20 克，当归 20 克，枸杞 20 克，杜仲 15 克，菟丝子 25 克，桃仁 15 克，红花 15 克，川芎 10 克，白芍 20 克

●中医专家教你的小窍门

要防止经血逆流，如果有先天性疾病要注意及时治疗，防治经血逆流进入盆腔。另外还要预防医源性子宫内膜种植，经期和流产后不要进行盆腔检查等。

妊娠和哺乳可以控制子宫内膜异位的发展，提倡适龄婚育、药物避孕和母乳喂养，会降低经血逆流和内膜种植的机会。

77 更年期综合征

妇女在绝经期前后，月经紊乱或者是绝经时出现的月经变化、面色潮红、心悸、失眠、乏力、抑郁、多虑、情绪不稳定、易激动、注意力难以集中等症状，被称为更年期综合征。

● 病因病机

更年期综合征是由雌激素水平下降而引起的一系列症状。更年期妇女，由于卵巢功能减退，垂体功能亢进，分泌过多的促性腺激素，引起自主神经功能紊乱，从而出现一系列程度不同的症状，如月经变化、面色潮红、心悸、失眠、乏力、抑郁、多虑、情绪不稳定、易激动、注意力难于集中等，称为"更年期综合征"。

中医的更年期综合征属于"经断前后诸证"范畴，多由肾虚所导致。

● 诊断依据

1. 年龄45～55岁的妇女，除月经失调外，燥热汗出为典型症状，或伴有烦躁易怒、心悸失眠、胸闷头痛、情志异常、记忆力减退、腰腿酸痛等。

2. 内分泌测定：雌二醇（E2）降低，促卵泡激素（FSH）、促黄体生成激素（LH）增高。

3. 应排除精神、神经性疾病，以及甲状腺功能亢进、心血管疾病等。

● 常用疗法

患有更年期综合征的女性可以选用拔罐疗法，选取胸至骶段脊柱两旁全程膀胱经循行线，让患者取俯卧位并暴露背部，常规消毒后，用皮肤针从上到下轻叩胸至骶段脊柱两旁全程的膀胱经循行线（以皮肤潮红为度），然后再施以疏排罐法，将罐吸拔在穴位上，留罐15～20分钟。每日1次，10次为1个疗程。

也可以选用刮痧疗法，选取头部的四神聪穴，背部的肾俞穴、腹部的膻中穴、天枢穴、气海穴，下肢的足三里穴，采用面刮法，每次大约刮拭40次，轻度刺激。

更年期综合征的中医疗法

拔罐疗法

选取胸至骶段脊柱两旁全程膀胱经循行线，让患者取俯卧位并暴露背部，常规消毒后，用皮肤针从上到下轻叩胸至骶段脊柱两旁全程的膀胱经循行线（以皮肤潮红为度），然后再施以疏排罐法，将罐吸拔在穴位上，留罐 15～20 分钟。每日 1 次，10 次为 1 个疗程。

背部对症取穴

膈俞
位于人体背部，当第七胸椎棘突下，旁开 1.5 寸处

肾俞
位于腰部，当第二腰椎棘突下，旁开 1.5 寸处

肝俞
位于背部脊椎旁，第九胸椎棘突下，左右二指宽处或第九胸椎凸骨下，左右旁开 1.5 寸处

刮痧疗法

刮拭穴位选择头部的四神聪穴，背部的肾俞穴，胸腹部的膻中穴、天枢穴、气海穴，下肢的足三里穴，采用面刮法，每次大约刮拭 40 次，轻度刺激。

正面对症取穴

天枢
腹中部，平脐中，距脐中 2 寸处

气海
位于体前正中线，脐下 1 寸半

●中医专家教你的小窍门

本病患者在治疗期间应保持良好心态、精神愉悦。睡眠要好，营养适当，并且保持适当锻炼。必要时还可以配合服用中西药物治疗。

78 闭经

> 闭经是指女子年满18岁,而月经尚未初潮,或已来月经又中断达3个月及以上的月经病。

● 病因病机

闭经就是没有月经的意思,通常分为原发性闭经和继发性闭经两种,原发性闭经是指生殖器官不健全或发育不良,子宫颈、阴道、处女膜、阴唇等处先天性闭锁,或后天损伤造成粘连性闭锁,导致假性闭经。继发性闭经是指消耗性疾病,如重度肺结核、严重贫血、营养不良等,体内一些内分泌紊乱的影响,如肾上腺、甲状腺、胰腺等功能紊乱,可能引起闭经。

从中医学上来看,闭经最早见于《素问·阴阳别论》中,称为"女子不月""月事不来"等。气血亏虚者月经来潮后闭经,有头晕耳鸣、腰膝酸软的症状;阴虚内热是月经逐渐变少,最后闭经,有五心烦热、潮热盗汗的症状;气滞血瘀闭经还会伴有胸胁小腹胀痛。

● 诊断依据

1. 病史。有难产史、激素治疗史、营养不良史、急慢性疾病史、盆腔感染史、人工流产史、滥用避孕药史或长期哺乳史。

2. 症状。超过18周没有月经,或月经初潮后停经3个月以上,还伴有发热、肥胖、精神不振等症状。

3. 体征。原发性闭经多为功能性病变所导致,继发性闭经多为器质性病变所导致。

4. 检查。全身检查,观察患者的体表特征和发育情况。妇科检查,了解患者外阴、子宫、卵巢的发育情况。B超检查,可以了解女性盆腔内生殖器官的发育情况。

● 常用疗法

闭经患者可以选用按摩疗法进行辅助治疗,选取气海穴和归来穴,气海穴在下腹部,前正中线上,当脐中下1.5寸;归来穴在下腹部,当脐中下4寸,距前正中线2寸。

也可以采用针灸疗法进行治疗,按照证型的不同选取不同的穴位,如气滞血瘀导致的闭经可以选取地机穴、三阴交穴、太冲穴进行针灸。

闭经的中医疗法

按摩疗法

按摩部位	气海	按摩手法	摩法
按摩时间	2分钟	按摩力度	3

按摩部位	归来	按摩手法	按揉
按摩时间	1分钟	按摩力度	3

针灸疗法

闭经也可以采用针灸的方法来治疗，按照症状的不同选取不同的穴位，例如气滞血瘀导致的闭经可以选取地机、三阴交、太冲等穴位进行针灸。

腿部对症取穴

血海
属足太阳脾经穴位，在膝髌上2寸内侧

三阴交
属足太阴脾经的穴位，在脚内踝尖直上3寸（四横指宽），胫骨内侧面的后缘凹陷处

太冲
属足厥阴肝经的穴位，在第一、二趾缝上1.5寸凹陷处

●中医专家教你的小窍门

适当锻炼身体，合理安排工作生活，避免劳累及精神紧张，保持情绪稳定。注意免受风寒，忌食生冷刺激。

注意月经期、产褥期的卫生保健，避免闭经。平时注意饮食平衡，营养不良者，应改善饮食，加强营养。

79 带下

> 带下是指女子带下量明显增多，颜色、气味异常，或腰酸怕冷、小便清长，或腹痛便干等症状，临床上以白带、清带、黄带比较常见。

● 病因病机

白带是指妇女阴道内白色或淡黄色分泌物。在青春期、月经期、妊娠期时，白带可能增多，这些都属正常现象。如果白带比平时增多，颜色异常，有腥臭味，并且伴有阴部瘙痒的症状，则是带下。

带下可能是由于生殖道各种炎症或身体衰弱等原因引起，中医认为带下是因为脾寒气虚、肝气郁结、湿热下注而导致。白带分为多种类型。黄白色泡沫状白带，有酸臭味，大多外阴瘙痒或刺痛，有爬虫感，白带多是滴虫性阴道炎，多由于滴虫感染，可由接触传染；乳白色凝块状白带，有时外阴剧痒或刺痛，白带多是霉菌性阴道炎，多由于白色念珠状菌（霉菌）感染，也可由接触传染。黏稠、黄脓样分泌物，有时有赤带属于慢性宫颈炎；常带血性，外阴部及阴道灼热不适，带多属于老年性阴道炎，是由绝经后阴道萎缩，抵抗力降低受感染而引起。

● 常用疗法

带下患者可以选用按摩疗法，选取气冲穴和太冲穴，气冲穴在腹股沟稍上方，当脐中下5寸，距前正中线2寸；太冲穴在足背侧，第一跖骨间隙的后方凹陷处。

也可以选用刮痧疗法，选取背部的肾俞穴、膀胱俞穴、白环俞穴，上肢的间使穴，下肢的太溪穴，运用面刮法，每穴刮拭30次。

● 饮食疗法

车前草炖猪肚：车前草30克，猪肚30克，盐适量。将猪肚切成小块，车前草洗净。将车前草、猪肚与水一起放入锅中，加入盐，用小火炖半小时即可食用。

白果黄豆鲫鱼汤：鲫鱼一条（约250克），白果12克，黄豆30克。白果去壳，洗净；黄豆洗净用清水浸1小时，鲫鱼宰杀后处理干净。把全部用料放入锅内，加适量清水，大火煮沸后，改小火煲2小时，调味即可。

莲子炖乌鸡：莲子50克，乌鸡肉200克，仙茅10克。将莲子、仙茅、乌鸡肉洗净，乌鸡肉切小块。把全部材料一起放入锅内，加盖炖3小时，调味即可。

带下的中医疗法

按摩疗法

按摩部位	气冲	按摩手法	摩法
按摩时间	4分钟	按摩力度	2

按摩部位	太冲	按摩手法	按揉
按摩时间	2分钟	按摩力度	3

刮痧疗法

对症取穴

背部：肾俞、膀胱俞、白环俞
上肢部：间使
下肢部：太溪

时间	运板	次数
10～15分钟	面刮法	30次

背部对症取穴

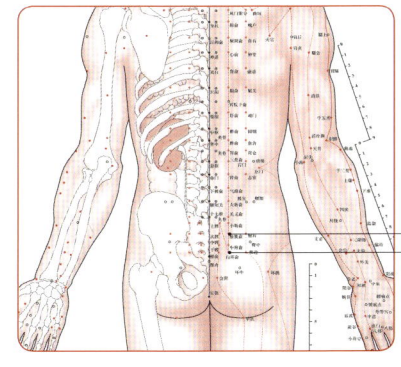

膀胱俞
背正中线旁开1.5寸，平第二骶后孔

白环俞
背正中线旁开1.5寸，平第四骶后孔

●中医专家教你的小窍门

忌食生冷食物以及刺激性食物如辣椒、茴香、洋葱、大蒜、白酒等。但可以食用乌骨鸡、麻雀肉、鳖、猪肚、芡实、肉苁蓉、枸杞、白果、绿豆、冬瓜等。

保持外阴干燥清洁，勤换洗内裤，经期尤其要注意阴部卫生，保持乐观情绪。

第七章 妇科疾病的中医疗法

第八章 男科疾病的中医疗法

男性生殖系统所患的疾病叫男科疾病，常见的有阳痿、早泄、遗精、前列腺炎、前列腺增生等，运用中医小疗法，可以轻松治疗这些难言之隐。

DIBAZHANG

- 阳痿
  按摩命门、腰阳关，消除难言之隐
- 早泄
  按摩关元、中极，增强男人的动力
- 遗精
  按摩＋刮痧，胜过服用补肾药
- 前列腺炎
  按摩中封、水泉，远离前列腺炎
- 前列腺增生
  刮痧＋贴敷，缓解前列腺增生的症状
- 男性不育
  针灸＋耳压，辅助治疗男性不育

本章看点

80 阳痿

> 阳痿是指在未到性功能衰退时期，男子在有性欲要求时，阴茎不能勃起或勃起不坚，或者虽然有勃起也有一定程度的硬度，但不能保持足够时间的性交。

● 病因病机

阴茎完全不能勃起叫完全性阳痿，阴茎虽能勃起但其硬度不够称不完全性阳痿，从发育开始后就发生阳痿者称原发性阳痿。

功能性原因为慢性病、体质衰弱或过度疲劳引起的身体衰弱或神经衰弱。害怕妊娠、性交环境不良、夫妇感情冷淡或自慰过多而担心性功能有问题等精神因素也能造成阳痿。器质性阳痿的原因是内分泌障碍、血运不足和神经障碍等。

● 诊断依据

轻度阳痿：房事中阴茎勃起有时不能持续，有时不能顺利插入阴道，勃起的角度尚可达到 90°，但硬度不理想；较以前性交频率减少，性快感还算可以。

中度阳痿：房事时阴茎经常不能勃起或经常有勃起不能持续的状况，阴茎在房事时经常不能顺利地插入阴道，勃起角度达不到 90°，且硬度非常差；性交频率显著减少；性快感明显减退。

重度阳痿：房事时也没有阴茎勃起，完全不能插入阴道进行性交；没有勃起角度和硬度；性交活动基本停止，也没有性交快感。

● 常用疗法

阳痿患者可以选用按摩疗法，选取命门穴和腰阳关穴，命门穴在腰部，当后正中线上，第二腰椎棘突下凹陷中；腰阳关穴在腰部，当后正中线上，第四腰椎棘突下凹陷中。也可以选用刮痧疗法，选取背腰部的肾俞穴、次髎穴，胸腹部的神阙穴、关元穴，下肢的三阴交穴、复溜穴，运用面刮法或角刮法，每穴刮拭 40 次。

● 饮食疗法

鲜羊肉粥：新鲜羊肉 150～200 克，粳米适量。羊肉与粳米一同煮粥。可佐餐食用。温热食，适于在秋冬季节服用，可以益血气、补虚损、暖脾胃、治阳痿。

龟肉鱼鳔汤：龟肉 150 克、鱼鳔 30 克、精盐、味精各适量。先将龟肉洗干净，切成小块；鱼鳔洗去腥味，切碎。将龟肉、鱼鳔同入砂锅，加适量水，武火烧沸后，用文火慢炖，待肉熟后，加入精盐、味精调味即可。

阳痿的中医疗法

按摩疗法

按摩部位	命门	按摩手法	按揉
按摩时间	3分钟	按摩力度	4

按摩部位	腰阳关	按摩手法	按揉
按摩时间	3分钟	按摩力度	4

刮痧治疗

对症取穴

背腰部：肾俞、次髎
胸腹部：神阙、关元
下肢部：三阴交、复溜

时间	运板	次数
20分钟	推刮法、角刮法	40次

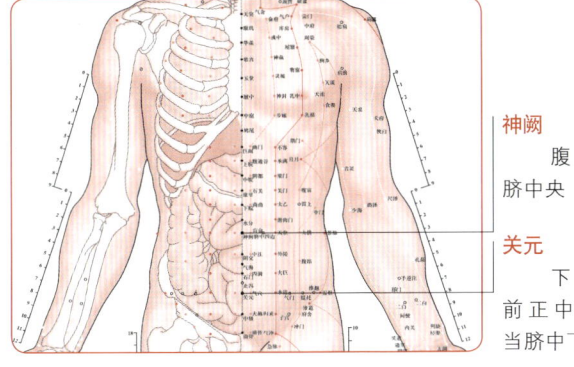

神阙
　　腹中部，脐中央

关元
　　下腹部，前正中线上，当脐中下3寸

第八章　男科疾病的中医疗法

●中医专家教你的小窍门

　　长期房事过度，是导致阳痿的原因之一，所以要适当节制房事。精神性阳痿的人往往缺乏自信心，充满自卑感，抑郁或体像感很差。因此，要改善不良情绪或自卑懦弱的性格。

　　应选择具有补肾填精作用的食物，或选择具有温补肾阳作用的湿热性的食物。勿食生冷性寒的食物；勿食辛辣刺激性食物。注意饮食营养，摄入足量的钙、磷及维生素A、维生素C、维生素E等物质。

81 早泄

> 早泄是指阴茎插入阴道后，在女性尚未达到性高潮，性交时间短于 2 分钟，男子提前射精的性交障碍。

●病因病机

临床上把阴茎勃起未进入阴道即射精诊断为早泄，而能进入阴道进行性交者，如果没有抽动几下就很快射精，也叫做早泄。早泄患者通常还伴有腰膝酸软、体倦乏力、头晕耳鸣、夜尿频多、白天无神、夜间无力、畏寒怕冷、神疲消瘦等症状。

过度兴奋或紧张、过分疲劳、心情郁闷，饮酒之后行房、房事不节、丈夫对妻子存在恼怒等情绪，或对妻子过分的害怕、敬重，自身存在自卑心理等都是诱发早泄的因素。外生殖器先天畸形、包茎、龟头或包皮的炎症、脊髓肿瘤、尿道炎、阴茎炎、慢性前列腺炎等都可能反射性地影响脊髓中枢，引起早泄。

●诊断依据

1. 正常：阴茎插入阴道时间超过 20 分钟，10 次性爱中有 7 次以上能配合伴侣随意控制射精。

2. 轻度（以下有一项符合即可诊断为轻度早泄）：从阴茎插入阴道后到射精，时间在 6 分钟以上不足 15 分钟。

性爱过程中，10 次有 6 次不能配合伴侣控制射精。

3. 中度（以下有一项符合即可诊断为中度早泄）：从阴茎插入阴道后到射精，时间在 2 分钟以上不足 6 分钟。

性爱过程中，10 次有 8 次不能配合伴侣控制射精。

4. 重度（以下有一项符合即可诊断为重度早泄）：阴茎未插入阴道或刚插入阴道就射精。

从阴茎插入阴道后到射精，时间不足 2 分钟。

10 次性爱过程中有 10 次不能配合伴侣控制射精。

●饮食疗法

牛鞭汤：牛鞭 1 副、姜 1 块，盐适量。牛鞭切段，放入沸水中滚烫，捞出洗净，姜洗净切片。将牛鞭、姜片放入锅中，加水没过材料，以大火煮开后转小火慢炖 30 分钟，起锅前加盐调味即可。

早泄的中医疗法

按摩疗法

按摩部位	关元	按摩手法	指压
按摩时间	2分钟	按摩力度	2

按摩部位	中极	按摩手法	指压
按摩时间	2分钟	按摩力度	3

刮痧疗法

对症取穴
背腰部：肾俞、命门
腹部：关元
下肢部：足三里

时间	运板	次数
30分钟	面刮法	50次

背部对症取穴

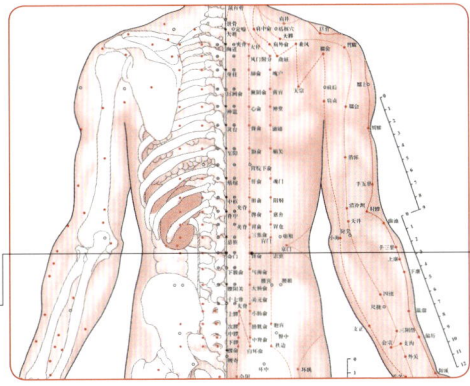

命门
第二腰椎棘突下，肚脐正后方处

肾俞
腰部，当第二腰椎棘突下，旁开1.5寸

第八章 男科疾病的中医疗法

● 中医专家教你的小窍门

性生活要做到放松，切勿纵欲，勿疲劳后行房。调节饮食，保证充足的睡眠，不酗酒吸烟，不憋尿等。

多食具有补肾固精作用的食物如牡蛎、胡桃肉、芡实、栗子、鳖、鸽蛋、猪腰等。

82 遗精

> 遗精是指不因性生活而精液遗泄的病症，多是因为神经衰弱、劳伤心脾；或者性交过频、肾虚不固，以及色欲过度等所致。

● 病因病机

遗精同时还伴随着头晕、神疲乏力、腰酸腿软、多梦、盗汗、烦热等症状。临床可分为生理性遗精和病理性遗精。

本病为情绪失调、房劳过度等导致肾精不固或湿热内扰所致。如纵欲过度、肾气虚损，或思虑忧郁、精神紧张而致肝气郁结、湿热下注导致本病。有梦而遗，名为"梦遗"，无梦而遗，或清醒时精液自行滑出，称为"滑精"。西医在病因上分为包茎、包皮过长、尿道炎、前列腺疾病等。

● 诊断依据

已婚男子不因性生活而精液自出，有时在睡眠中发生，有时在清醒时发生，每周超过1次以上。

未婚男子频繁发生精液遗泄，每周超过2次以上，常常伴有耳鸣、健忘、头昏、失眠、疲倦乏力、腰酸膝软等症状，并持续1个月以上。

成年未婚或者婚后夫妻分居的男子，1个月遗精1～2次，第二天并没有不适感觉或其他症状，这种情况是溢精，属于正常生理现象，并非病态。

● 常用疗法

遗精患者可以选用按摩疗法，选取中极穴和大赫穴，中极穴在下腹部，前正中线上，当脐中下4寸；大赫穴在下腹部，当脐中下4寸，前正中线旁开0.5寸。

● 饮食疗法

三味鸡蛋汤：鸡蛋1个，去心莲子、芡实、山药各9克，冰糖适量。将莲子、芡实、山药熬成药汤，加入鸡蛋煮熟，汤内再加入冰糖即可食用。

莲子百合煲肉：将莲子去心，百合洗净，瘦猪肉洗净切片。将莲子、百合、瘦猪肉放入锅中，加适量水，用小火煲熟，调味后服用。

遗精的中医疗法

按摩疗法

按摩部位	中极	按摩手法	摩法
按摩时间	2分钟	按摩力度	3

按摩部位	大赫	按摩手法	摩法
按摩时间	2分钟	按摩力度	3

刮痧疗法

对症取穴

背部：肾俞、八髎
胸腹部：神阙、关元
下肢部：三阴交、太溪

时间	运板	次数
20分钟	面刮法	40次

腹部对症取穴

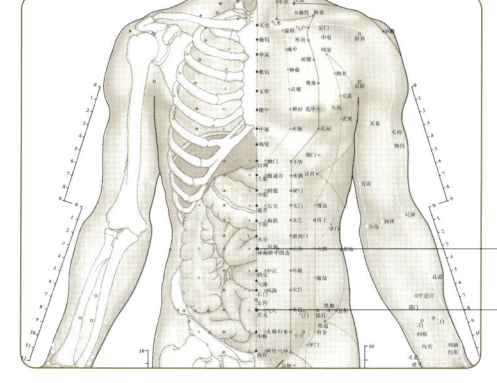

神阙
腹中部，脐中央

关元
下腹部，前正中线上，当脐中下3寸

●中医专家教你的小窍门

勿随意服用补肾药，有时越补遗精越多。治疗遗精频繁，应养成良好的生活起居习惯，戒除频繁手淫。睡眠时，棉被不要盖得太厚太暖，内裤不宜过紧。

注意少食辛辣刺激性食物及香烟、酒、咖啡。平时可以多吃一些有补肾固精作用的食品，如芡实、石榴、莲子、胡桃仁、白果等。

第八章 男科疾病的中医疗法

83 前列腺炎

> 常伴有尿急、尿频、尿时会阴部疼痛，余尿不尽，尿白浊，并有炎性分泌物从尿道排出，及神疲乏力、腰膝怕冷等症状。

●病因病机

急性炎症病变严重或未彻底治疗而转为慢性前列腺炎。性生活不正常、长时间骑自行车、骑马或久坐，前列腺按摩过重或过于频繁都会造成前列腺充血，而引发前列腺炎。尿液刺激、淋球菌、非淋球菌等病原微生物感染也都有可能引发前列腺炎。

●诊断依据

1. 血常规：血白细胞计数和中性粒细胞计数升高。

2. 尿常规：血行感染引起的急性前列腺炎，尿常规可正常；尿路感染引起的前列腺炎，尿内有炎性改变。

3. 前列腺液检查：卵磷脂小体减少或消失，脓白细胞用高倍视野10个以上。

4. 对前列腺炎的辅助诊断主要靠按摩前列腺采集到的前列腺液化验，如果发现其中的卵磷脂小体减少并伴有大量白细胞或脓细胞，即可确诊。

●常用疗法

前列腺炎患者可以选用按摩疗法，选取中封穴和水泉穴，中封穴在足背侧，当足内踝前，商丘穴与解溪穴连线之间，胫骨前肌腱的内侧凹陷处。

●饮食疗法

冬瓜海带薏米汤：鲜冬瓜（连皮）250克，生薏米50克，海带100克。冬瓜切成粗块，海带切成细片状。各类食材同放进砂锅内，加适量清水煮汤食用。

公英银花粥：蒲公英60克，金银花30克，大米100克，砂糖适量。将蒲公英、金银花同放进砂锅内，加适量清水煎汁，去渣取汁，加入大米煮成稀粥。粥成后加入砂糖调味即可食用。每天2次。

前列腺炎的中医疗法

按摩疗法

按摩部位	中封	按摩手法	指压
按摩时间	3分钟	按摩力度	3

按摩部位	水泉	按摩手法	指压
按摩时间	2分钟	按摩力度	3

刮痧疗法

对症取穴

腰背部：肾俞、膀胱俞
腹部：水道、归来
下肢部：复溜、太溪

时间	运板	次数
30分钟	面刮法	50次

背部对症取穴

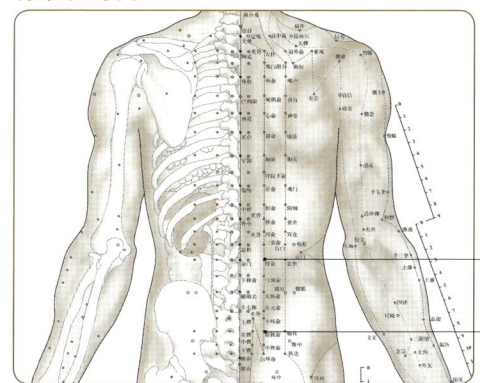

肾俞
腰部，当第二腰椎棘突下，旁开1.5寸

膀胱俞
背正中线旁开1.5寸，平第二骶后孔

第八章 男科疾病的中医疗法

● **中医专家教你的小窍门**

注意生活方式，不能长期驾驶。男性一旦出现尿频、尿急等症状要及早去医院就诊，争取在急性期内一次性治愈。

平时要保持大便通畅，多饮水，多排尿，因为尿液经常冲洗尿道有助于前列腺分泌物排出，也有利于预防重复感染。

84 前列腺增生

前列腺增生的主要表现为膀胱刺激症状如尿频等，和前列腺阻塞尿路产生的梗阻性症状如排尿困难等。

●病因病机

前列腺可分为五叶，即前叶、中叶、后叶和两侧叶。中叶和两侧叶同前列腺增生关系密切。中叶增生常突入膀胱颈部，阻塞尿道内口导致排尿困难。两侧叶紧贴尿道侧壁，其增生导致压迫、延长、扭曲尿道，最终造成排尿困难。

●诊断依据

早期表现为尿频、夜尿增多、排尿困难、尿流无力，晚期表现为严重的尿频、尿急、排尿困难，甚至点滴不通，小腹胀满，可触及充盈的膀胱。

直肠指诊：前列腺增大、质地较硬、表面光滑、中央沟消失。

B型超声波检查，可显示增生的前列腺。

●常用疗法

前列腺炎患者可以选用刮痧疗法，选取背部的肾俞穴、膀胱俞穴，胸腹部的气海穴、中极穴，下肢的三阴交穴、太溪穴，运用平刮法，每穴刮拭40次。

也可以采用贴敷疗法，选取神阙穴，用大蒜瓣3枚、栀子3枚、净芒硝3克，把栀子研磨成粉，加入大蒜和芒硝捣烂成泥状。把药泥涂于患者神阙穴，用胶布贴紧，小便后去药。

●饮食疗法

苁蓉羊肉粥：肉苁蓉15克，精羊肉60克，粳米60克，葱白2根，生姜3片，盐少许。苁蓉、羊肉切细，先煎苁蓉取汁，去渣，放入羊肉、粳米煮成粥，加入调味品即可食用，有利于防治前列腺增生。

前列腺增生的中医疗法

刮痧疗法

对症取穴
背部：肾俞、膀胱俞
腹部：气海、中极
下肢部：三阴交、太溪

时间	运板	次数
20分钟	平刮法	40次

腹部对症取穴

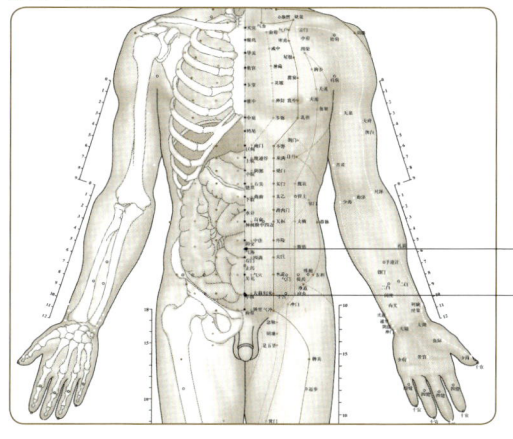

气海
位于体前正中线，脐下1寸半

中极
下腹部，前正中线上，当脐中下4寸

贴敷疗法

对症取穴
神阙穴

药物
大蒜瓣3枚，栀子3枚，净芒硝3克。

操作方法
把栀子研磨成粉，加入大蒜和芒硝捣烂成泥状。把药泥涂于患者神阙穴，用胶布贴紧，小便后去药。

神阙
在肚脐正中取穴即可。

●中医专家教你的小窍门

饮食应以清淡、易消化者为好，多吃蔬菜瓜果，少食辛辣刺激及肥厚之品，戒酒，慎用壮阳之食品与药品。

忌长时间憋尿，以免损害逼尿肌功能。每天晚上睡觉前，按摩涌泉、会阴、关元、中极等穴位，并反复作提肛运动。

85 男性不育

> 夫妇婚后一年以上,有正常的性生活,没有采取避孕措施,由于男方原因引起的女方不能受孕叫做男性不育或男性生育低下。

● 病因病机

根据统计,中国大约10%的夫妇有不孕不育的情况,其中因为男性的原因约占40%。男性不育是一个比较复杂的综合征,在中医中属于"不育"的范畴。

中医认为肾主藏精,主发育和生殖,肾精充盛,人的身体才能健康,生殖功能才能正常。肝主藏血,肝血充盈生殖器官才能得到滋养,夫妻生活才能正常。脾主运化,水谷精微能够输布到全身,生殖器官才能得到补养,精液才能充足。五脏功能失调会影响男性的生殖功能,甚至会导致不育。

● 诊断依据

1. 确认男性是否有性功能障碍,婚姻状况是否正常,是否有影响生育的先天疾病、外伤史、手术史,是否接触过放射性物质,是否接触过影响精子生成的毒品和药品,是否有影响生育的不良个人习惯。

2. 体征检查。重点观察男性的第二特征是否明显,要注意发现是否有内分泌、心血管、呼吸系统的疾病。

3. 泌尿生殖系统检查,检查男性生殖系统发育是否正常,是否有影响生育的泌尿生殖系统疾病。

4. 实验室辅助检查,主要是精液的常规检查,包括精液的理化特征、精子密度与总数、精子的形态和活力等。

● 常用疗法

男性不育患者可以选用针灸疗法,不同的症状选取不同的穴位,每日行针1次,每次15分钟。少精子症15天为一个疗程;死精或畸形精子18天为一个疗程。

也可以采用耳压疗法,选取外生殖器、睾丸、内分泌、皮质下、神门穴对应的部位,用王不留行粘在胶布上,贴于所选的耳穴。每周1次,每天自行按压2~3次。

男性不育的中医疗法

针灸疗法

不同的症状选取不同的穴位,每日行针1次,每次15分钟。少精子症15天为一个疗程;死精或畸形精子18天为一个疗程。

对症取穴

少精子症:选取大赫、曲骨、三阴交、关元,或中极、肾俞、命门。

死精或畸形精子:选取气海、三阴交,或命门、地机。

精液黏稠或者不液化:选取气海、水道、左行间右三阴交,或中极、阴陵泉、太溪。

腹部对症取穴

水道
脐中下3寸,距前正中线2寸

中极
下腹部,前正中线上,当脐中下4寸

曲骨
在前正中线上,耻骨联合上缘的中点处

耳压疗法

用王不留行粘在胶布上,贴于所选的耳穴。每周1次,每天自行按压2~3次。

对症取穴

外生殖器、睾丸、内分泌、皮质下、神门

※ 耳壳内面穴位

●中医专家教你的小窍门

要注意患者的情绪,长期的精神压力过大往往导致不育。

要加强营养、戒除烟酒、节制房事,预防腮腺炎和睾丸炎,遵守医生的指导,合理治疗。

第九章

五官科疾病的中医疗法

《黄帝内经》中记载:"鼻者,肺之官也;目者,肝之官也;口唇者,脾之官也;舌者,心之官也;耳者,肾之官也。"本章主要介绍了中耳炎、沙眼、青光眼、白内障、慢性鼻炎等五官科疾病及其中医疗法。

DIJIUZHANG

- 中耳炎
  按摩听宫穴，缓解中耳炎症状

- 沙眼
  刮拭头部对症穴位，不再迎风流泪

- 青光眼
  拔罐＋刮痧，降眼压，复光明

- 白内障
  按摩阳白穴，还你一双明亮的眼睛

- 慢性鼻炎
  按摩迎香、天突，时时顺畅呼吸

- 慢性咽喉炎
  刮痧＋按摩，让你声如洪钟

- 梅尼埃综合征
  拔罐＋按摩，远离眩晕的烦恼

- 扁桃体炎
  拔罐＋刮痧，扁桃体不再时时报警

本章看点

86 中耳炎

> 化脓性中耳炎是细菌或病毒通过耳咽管，或者外界细菌、病毒直接通过陈旧性穿孔的鼓膜进入中耳引起的一种疾病。

● 病因病机

中耳炎有急性化脓性中耳炎和分泌性中耳炎两种，急性化脓性中耳炎是由于细菌进入鼓室引起的化脓感染，常累及中耳其他部位，多发于婴幼儿和学龄前儿童。分泌性中耳炎冬春季节常见，是儿童致聋的最常见因素。细菌毒力强、机体抵抗力差，或耳咽管病变，影响中耳脓液的引流，或急性炎症期未得及时适当的处理，炎症延达3个月以上者会转为慢性中耳炎。

分泌性中耳炎属于中医"耳胀""耳闭"的范畴，化脓性中耳炎属于"脓耳"的范畴。

● 诊断依据

1. 患者有不同程度的耳痛。感染轻者为阵发性耳痛；严重者则成剧烈性跳痛。幼儿因不能主诉，常哭闹，烦躁不休。

2. 发热：严重的可高达40℃，少数小儿不明病因的高热，有可能就是急性化脓性中耳炎在作怪。

3. 患者常感到耳鸣、听力减退等听力障碍，但常被耳痛症状所掩盖。

4. 鼓膜穿孔后则有大量脓液流出，以上症状可逐步减轻。

5. 局部检查：鼓膜出现急性充血。穿孔后则有搏动性脓液涌出。

6. 危险时可出现耳后肿痛、头痛、高热、寒战、颈项强直或昏迷等，须尽快治疗。若耳后已形成脓肿，可先行切开引流。

● 常用疗法

中耳炎患者可以选用按摩疗法，选取听宫穴进行自我按摩，以大拇指指尖轻轻揉按，每次左右各（或双侧同时）按揉1~3分钟。

中耳炎的中医疗法

耳朵的结构

耳分外耳、中耳与内耳三部分。外耳由耳廓与外耳道组成。中耳主要为一鼓室、咽鼓管。鼓室内有听骨，声波自外耳道进入，通过鼓膜之振动和鼓室内听骨之传导达内耳。内耳因结构复杂又称"迷路"。内耳主要由前庭、半规管及耳蜗三部分组成，负责平衡及听觉。

按摩疗法

自我按摩法：以大拇指指尖轻轻揉按听宫，每次左右各（或双侧同时）按揉1~3分钟。

听宫

位于面部，耳屏前，下颌骨髁状突的后方，张口时呈凹陷处即是

●中医专家教你的小窍门

积极治疗鼻咽部疾病，避免引发中耳炎，正确擤鼻和冲洗鼻腔，挖取耳垢的时候避免损伤鼓膜，游泳后把耳朵里的水用棉签擦干。

加强体育锻炼，忌食辛辣、刺激性食品，小虫钻入耳道，可滴入食用油泡死小虫后再取出。

87 沙眼

> 沙眼是由沙眼衣原体引起的迁延性结膜炎症,是十分常见的眼科疾病,具有很强的传染性,可通过手、眼接触,苍蝇或者带菌物品等进行传染。

● 病因病机

沙眼因其在眼睑结膜表面形成粗糙不平的外观,像沙砾附在上面,所以被称为沙眼。中医上把沙眼称为"椒疮"或"粟疮"。

中医认为本病多因外感风热邪毒,内有脾胃积热,内邪与邪毒相结于睑胞,气血失和所导致。

● 诊断依据

1. 上睑穹窿部结膜表面粗糙,结膜血管模糊,滤泡和乳头同时出现。后期,结膜出现白色的瘢痕组织。

2. 早期症状不太明显,仅感到眼睑微痒。后期,病情逐渐加重,有疼痛、异物感、怕光、流泪、分泌物增多、视物模糊等。

3. 重症者由于瘢痕收缩,可以并发睑内翻倒睫、角膜溃疡、角膜薄翳等症,导致视力减退,甚至失明。

● 常用疗法

沙眼患者可以选用刮痧疗法,选取头部的瞳子髎穴、阳白穴、睛明穴,背部的大椎穴,下肢的太冲穴,运用角刮法,每穴刮拭30次。

也可以采用滴眼疗法,用桑叶、菊花、白矾各适量煎水,澄清,约300毫升,每次取100毫升洗眼,3次为一个疗程。

● 饮食疗法

陈皮连翘汁:陈皮10克,连翘10克,防风8克,知母10克,玄明粉12克,黄芪10克,玄参10克,黄连10克,荆芥6克,大黄10克,桔梗10克,生地黄10克。将所有材料放入砂锅,用水煎服,每日1剂,服2次。

沙眼的中医疗法

刮痧疗法

对症取穴
头部：瞳子髎、阳白、睛明
背部：大椎
下肢部：太冲

时间	运板	次数
10~15分钟	角刮法	30次

头部对症取穴

阳白
前额部，当瞳孔直上，眉上1寸

睛明
面部，距目内眦角上方0.1寸的凹陷处

瞳子髎
面部，目外眦弯，眼眶骨外缘

滴眼疗法

药材
桑叶、菊花、白矾适量。
用法
把药材煎水，澄清，约300毫升，每次取100毫升洗眼，3次为一个疗程。

桑叶

菊花

●中医专家教你的小窍门

培养良好卫生习惯，不用手揉眼。毛巾、手帕要勤洗、晒干。

托儿所、学校、工厂等集体单位应注意卫生管理，对沙眼病人应积极治疗。加强理发室、浴室、旅馆等服务行业的卫生管理，并注意水源清洁。

88 青光眼

> 临床上，青光眼可分为急性青光眼和慢性青光眼两种。根据发病原因，单独发生的眼球内压增高是原发性青光眼；由其他眼病引起的眼压增高，是继发性青光眼。

● 病因病机

青光眼是眼科一种疑难病，种类很多，常见的分急性和慢性两类，是一种眼内压增高且伴有角膜周围充血、瞳孔散大、视力急剧减退、头痛、恶心呕吐等主要表现的眼病。对视力危害极大，是一种常见疾病。因瞳孔多少带有青绿色，故有此名。

● 诊断依据

以急性充血性青光眼为例进行介绍。

1. 发病急，眼压迅速增高。触摸眼球，感到十分坚硬。用眼压计测定，发现眼压高于正常值（正常值为 15～25 毫米汞柱）。

2. 视物模糊，看灯光周围有彩色圈，也叫做虹视。随着病情发展，视力迅速减退，甚至失明，称为绝对性青光眼。

3. 常常会出现眼痛、头痛，甚至恶心呕吐的症状，往往误诊为其他内科疾病。因此，头痛、眼痛较剧者，应注意可能是青光眼。

● 常用疗法

青光眼患者可以选用拔罐疗法，让患者采取坐位，在对穴位皮肤进行常规消毒后，先用三棱针在穴位上点刺，然后用闪火法将罐吸拔在点刺的穴位上，留罐 15~20 分钟。每日或两日 1 次。

也可以选用刮痧疗法，选取头部的丝竹空穴、攒竹穴、睛明穴，上肢的合谷穴，下肢的足三里穴，运用面刮法，每穴刮拭 40 次。

● 饮食疗法

桂圆红枣汤：桂圆肉 20 克，红枣 20 枚。将桂圆肉、红枣同煮成汤。每日 1 剂。

豆糕：扁豆 35 克，豌豆 35 克，米粉 250 克。把扁豆、豌豆磨成粉，放入米粉，做成一定形状，蒸成豆糕，分次食用。

青光眼的中医疗法

拔罐疗法

让患者采取坐位,在对穴位皮肤进行常规消毒后,先用三棱针在穴位上点刺,然后用闪火法将罐吸拔在点刺的穴位上,留罐 15~20 分钟。每日或两日 1 次。

背部对症取穴

大椎 位于颈部下端,第七颈椎棘突下凹陷处

肝俞 位于人体背部,当第九胸椎棘突下,旁开 1.5 寸处

心俞 位于人体背部,当第五胸椎棘突下,旁开 1.5 寸处

脾俞 位于人体背部,在第十一胸椎棘突下,左右旁开两指宽处

刮痧疗法

对症取穴

头部:丝竹空、攒竹、睛明
上肢部:合谷
下肢部:足三里

时间	运板	次数
20 分钟	面刮法	40 次

头部对症取穴

攒竹 面部,当眉头凹陷中,约在目内眦上

丝竹空 人体的面部,眉梢凹陷处

睛明 面部,距目内眦角上方 0.1 寸的凹陷处

●中医专家教你的小窍门

保持愉快的心情。生气、忧虑以及精神受刺激,很容易导致眼压升高,引起青光眼,因此平时要放松心情,保持愉快的情绪,避免不必要的烦恼。

保持良好的睡眠。睡眠不安和失眠,容易引起眼压升高,诱发青光眼,老年人睡前最好洗脚,喝牛奶,以帮助入睡,尤其是眼压较高的人,更要睡好觉。

避免在光线暗的环境中工作或娱乐。在暗室中工作的人,每隔 1~2 小时最好走出暗室或适当开灯照明。

89 白内障

> 白内障是由于新陈代谢或其他原因发生晶体全部或部分混浊,而引起视力障碍的眼病。

● 病因病机

现代医学认为,老化、遗传、代谢异常、外伤、辐射、中毒和局部营养不良等可引起晶状体囊膜损伤,使其渗透性增加,丧失屏障作用,或导致晶状体代谢紊乱,使晶状体蛋白发生变性,形成混浊。

● 诊断依据

1. 先天性白内障:常见于婴幼儿,生下来即有。晶状体混浊可能不是全部,也不会继续发展,对视力的影响决定于混浊的部位和程度。

2. 外伤性白内障:由于晶状体囊穿破或爆裂而引起,前者是穿孔性外伤,后者是迟钝性外伤的后果。

3. 并发性白内障:是由严重的虹膜睫状体炎、绝对性青光眼、化脓性角膜溃疡及糖尿病等疾病引起的。检查时除晶状体混浊外,还可有其他异常,如角膜混浊、虹膜粘连等。

4. 老年性白内障:常常是两眼进行性的视力减退。多发于年龄在45岁以上的人群,检查时可见晶状体内有灰白色混浊,没有其他异常。

● 常用疗法

白内障患者可以选用按摩疗法,选取阳白穴,属足少阳胆经,在前额部,瞳孔直上,眉上1寸。用弯曲大拇指的指节处,由内而外轻刮穴位处,有特殊的酸痛感觉。每天早晚各一次,每次左右各(或双侧同时)刮按1~3分钟。

● 饮食疗法

山药红枣粥:山药60克,大枣30克,粳米100克。将山药切成粒状,与大枣、粳米共煮成粥,粥成后加糖调味即可,分两次食用。

黑豆桂圆羹:黑豆30克,桂圆15克。将黑豆、桂圆洗净,加适量水一起以小火炖煮,至豆熟后即可服食。

白内障的中医疗法

按摩疗法

按摩阳白穴是治疗白内障的好方法，阳白穴在眉毛正中直上1寸，白，明也，主治一切目疾使目光明，故名阳白。

自我按摩法：用弯曲大拇指的指节处，由内而外轻刮穴位处，有特殊的酸痛感觉。每天早晚各一次，每次左右各（或双侧同时）刮按1～3分钟。

阳白
属足少阳胆经的穴位，两眼平视，瞳孔直上，在眉毛直上一寸处取之

刮痧疗法

对症取穴

头部：鱼腰、睛明
背腰部：肝俞、肾俞
下肢部：足三里

时间	运板	次数
20分钟	角刮法	40次

头部对症取穴

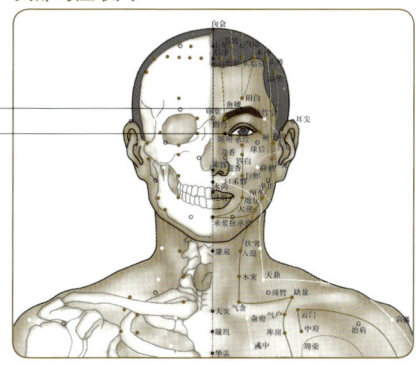

鱼腰
位于额部，瞳孔直上，眉毛中

睛明
面部，距目内眦角上方0.1寸的凹陷处

●中医专家教你的小窍门

避免过于强烈的紫外线照射。在阳光照射强烈时，出门最好佩戴防紫外线的太阳镜。
限制热量摄入，研究表明，过度肥胖者白内障发生率比体重正常者高出30%左右。

90 慢性鼻炎

慢性鼻炎是鼻腔黏膜和黏膜下层的慢性炎症。比较早期的慢性鼻炎常表现为鼻黏膜的慢性充血肿胀，称慢性单纯性鼻炎，若发展为鼻黏膜和鼻甲骨的增生肥厚，则称慢性肥厚性鼻炎。

● 病因病机

慢性鼻炎主要症状为鼻堵塞，轻者为间歇性或交替性，重者为持续性，鼻分泌物增多。急性鼻炎主要症状为鼻堵塞和分泌物增多，早期为清水样涕，后变为黏液脓性鼻涕。过敏性鼻炎主要症状是突然鼻痒、打喷嚏、流清涕、鼻塞，且反复发作。

邻近的慢性炎症长期刺激或畸形，导致鼻子发生通气不畅或引流阻塞，可造成鼻炎。一些慢性疾病如内分泌失调、长期便秘、肾脏病和心血管疾病以及缺乏维生素A或维生素C都可能导致鼻炎。烟酒过度可影响鼻黏膜血管舒缩，继而引起鼻炎的症状。鼻腔用药不当或过量过久也会形成药物性鼻炎。

● 诊断依据

1. 鼻塞：可呈现交替性，即左侧卧时左鼻腔阻塞；右侧卧时右鼻腔阻塞。
2. 鼻涕多：黏液性、黏液脓性或脓性。
3. 可有嗅觉减退，头胀头昏，咽部不适。
4. 检查鼻腔发现：鼻黏膜弥漫性充血、鼻甲肿胀、黏膜表面或仅于鼻腔底部有分泌物积聚，而中鼻道及嗅沟没有脓液。这也是与副鼻窦炎的区别所在。

● 常用疗法

慢性鼻炎患者可以选用按摩疗法，选取迎香穴和天突穴，迎香穴在鼻翼外缘中点旁，当鼻唇沟中；天突穴在颈部，当前正中线上，胸骨上窝中央。

也可以选用刮痧疗法，选取背部的风门穴，上肢的曲池穴、手三里穴、合谷穴，运用角刮法，每穴刮拭60次。

慢性鼻炎的中医疗法

按摩疗法

按摩部位	迎香	按摩手法	指压
按摩时间	2分钟	按摩力度	2

按摩部位	天突	按摩手法	指压
按摩时间	3分钟	按摩力度	3

刮痧疗法

对症取穴

背部：风门
上肢部：曲池、手三里、合谷

时间	运板	次数
30分钟	角刮法	60次

风门穴——在背部，当第二胸椎棘突下，旁开1.5寸

●中医专家教你的小窍门

　　加强锻炼，增强体质，预防感冒。在鼻炎早期，按摩可起到很好的治疗效果，所以在发现有鼻炎征兆时要及早治疗。

　　注意保持工作和生活环境的空气洁净，避免接触灰尘及化学气体，特别是有害气体。

91 慢性咽喉炎

> 慢性咽喉炎是一种病程发展缓慢的慢性炎症，常与邻近器官或全身性疾病并存。

●病因病机

急性咽炎反复发作、鼻炎、副鼻窦炎、扁桃体炎等疾病，有时过度吸烟、饮酒等不良慢性刺激鼻咽部，均会引起慢性咽炎。

●诊断依据

1. 咽部干燥不适，有异物感，或胀痛感。

2. 检查发现：咽部充血呈深红色，软腭、咽侧壁肥厚，咽后壁有血管扩张，淋巴滤泡增生；后期出现黏膜干燥、无光泽，有痂皮附着于咽后壁。

●常用疗法

慢性咽喉炎患者可以选用刮痧疗法，选取颈胸部的扶突穴、天突穴，上肢的太渊穴、合谷穴，下肢的三阴交穴、太溪穴，运用平刮法，每穴刮拭60次。

也可以选用按摩疗法，选取孔最穴，手臂向前，仰掌向上，以另手握住手臂中段处。用拇指指甲垂直下压即是该穴，先按左臂穴位，再按右臂，每次各揉按1~3分钟。

●饮食疗法

甜品海带：海带300克，适量白糖。将海带洗净，切丝，用沸水烫一下捞出，加适量白糖腌3日，可佐餐食用。

橄榄茶：橄榄两枚，绿茶1克。将橄榄连核切成两半，与绿茶一起放入杯中，冲入开水加盖焖5分钟后饮用。

蜂蜜鲜藕汁：鲜藕、蜂蜜各适量。将鲜藕绞汁100毫升，加蜂蜜调匀饮服，每日1次，连服数日。

慢性咽喉炎的中医疗法

刮痧疗法

对症取穴
颈胸部：扶突、天突
上肢部：太渊、合谷
下肢部：三阴交、太溪

时间	运板	次数
30分钟	平刮法	60次

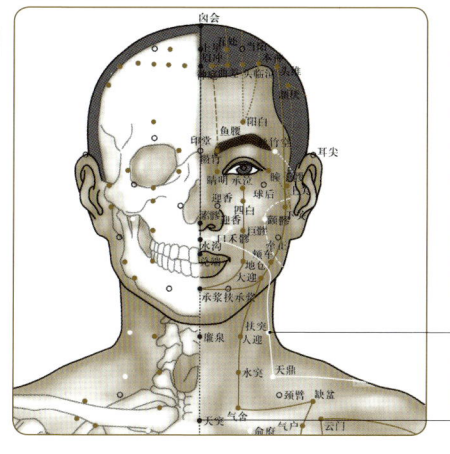

颈胸部对症取穴

扶突
颈外侧部，结喉旁约3寸，当胸锁乳突肌前、后缘之间处即是

天突
颈部，当前正中线上胸骨上窝中央

按摩疗法

孔是孔隙的意思，最是多的意思，孔最穴是手太阴肺经上的穴位，按摩这个穴位对治疗咽喉炎有一定的辅助效果。

自我按摩法：用拇指指甲垂直下压揉按，先按左臂穴位，再按右臂，每次各揉按1～3分钟。

孔最
手臂向前，仰掌向上，以另一手握住手臂中段处。用拇指指甲垂直下压即是该穴

●中医专家教你的小窍门

避免用嗓过度或大声喊叫，减少操劳，注意休息，适当锻炼身体，及时治疗鼻咽部、口腔疾病。

注意好口腔卫生，坚持早晚及饭后刷牙，纠正张口呼吸的不良习惯。避免吃姜椒芥蒜等对咽部黏膜有伤害的辛辣刺激及油炸食品，多吃一些含维生素C的水果、蔬菜。

空调环境下，要经常开窗通风，增加湿度。避免吸入粉尘、烟雾、刺激性气体。若在粉尘的环境中工作，应戴口罩进行防护。烟为辛热之魁，酒为湿热之最，烟酒对咽部的危害极大。

92 梅尼埃综合征

> 内耳眩晕病，是内耳膜迷路水肿所致的一种内耳病变，常伴有恶心呕吐、面色苍白、出汗以及耳鸣、听力减退、眼球震颤等症状。

● 病因病机

梅尼埃综合征的临床表现为突然发作的眩晕，眩晕时可感到四周景物或自身在旋转或摇晃，内耳眩晕病的产生与膜迷路积水膨胀有关，可因变态反应、内分泌紊乱、病毒感染、疲劳、情绪不稳等诱发。另外梅尼埃综合征的发病与脑部疾病：脑瘤、脑血栓等；心血管疾病：高血压、低血压、动脉硬化等；精神神经系统疾病：癔病、神经衰弱、癫痫等；耳部疾病：前庭神经炎、内耳炎、晕船、晕车等都有关系。

● 诊断依据

1. 眩晕与环境的关系：长期生活在嘈杂的环境中，耳源性眩晕可能最大；在坐船或乘车时发生眩晕，运动时发病的可能性较大。

2. 眩晕发生的情况：感觉到自身及周围环境在旋转，常见于脑部疾病；没有感觉外物及自身在旋转，只是站立不稳，常见于心血管疾病。

3. 眩晕伴有的症状：伴有恶心呕吐、眼球震颤，应考虑是耳源性眩晕；伴有口吐白沫、抽搐等，应考虑癫痫；情绪激动时头晕加重，应考虑是高血压或动脉硬化。

4. 体格检查。详细检查病人有否高血压、贫血、眼球震颤、中耳炎或者其他疾病。

● 常用疗法

梅尼埃综合征患者可以选用拔罐疗法，让患者取俯卧位，在对穴位皮肤进行常规消毒后，先用三棱针点刺穴位，随后再用闪火法将罐吸拔在点刺的穴位上，留罐10~15分钟。每日1次。

也可以选用按摩疗法，选取耳门穴，位于人体的头部侧面耳前部，耳珠上方稍前缺口凹陷中，微张口时取穴。用大拇指指尖垂直按揉耳门穴，有涨痛的感觉。每天早晚各按揉一次，每次左右两穴各（或双侧同时）揉按1~3分钟。

梅尼埃综合征的中医疗法

拔罐疗法

让患者取俯卧位，在对穴位皮肤进行常规消毒后，先用三棱针点刺穴位，随后再用闪火法将罐吸拔在点刺的穴位上，留罐 10～15 分钟。每日 1 次。

背部对症取穴

大椎
位于颈部下端，第七颈椎棘突下凹陷处。

肝俞
位于人体背部，当第九胸椎棘突下，旁开 1.5 寸处。

心俞
位于人体背部，当第五胸椎棘突下，旁开 1.5 寸处。

脾俞
位于人体背部，当第十一胸椎棘突下，旁开 1.5 寸处。

按摩疗法

耳门穴在耳珠上的缺口（屏上切迹）前凹陷处，顾名思义，为耳之门户，故名耳门。按摩耳门穴对治疗梅尼埃综合征有一定的辅助效果。

自我按摩法：大拇指指尖垂直揉按耳门穴，有涨痛的感觉。每天早晚各揉按一次，每次左右两穴各（或双侧同时）揉按 1～3 分钟。

耳门
位于人体的头部侧面耳前部，耳珠上方稍前缺口凹陷中，微张口时取穴。

第九章 五官科疾病的中医疗法

93 扁桃体炎

> 扁桃体炎,中医称为"乳蛾"、"喉蛾"或"莲房蛾",是腭扁桃体的一种非特异性急性炎症,常伴有一定程度的咽黏膜及咽淋巴组织的急性炎症。

● 病因病机

扁桃体炎根据临床表现不同分为急性和慢性两种,就诊断和治疗而言,又可分为急性充血性扁桃体炎和急性化脓性扁桃体炎两种。本病常发生于儿童及青少年。

● 诊断依据

1. 全身症状:起病急、恶寒、高热、体温可达40℃,尤其是幼儿可因高热而抽搐、呕吐或昏睡、食欲不振、便秘及全身酸困等。

2. 局部症状:咽痛明显,吞咽时尤甚,剧烈者可放射至耳部,幼儿常因不能吞咽而哭闹不安。儿童若因扁桃体肥大影响呼吸时可妨碍其睡眠,夜间常惊醒不安。

3. 检查:急性病人面颊赤红、口有臭味、舌被厚苔、颈部淋巴结,特别是下颌角处的淋巴结往往肿大,并且有触痛。白细胞明显增多。局部检查可见到不同类型扁桃体炎的不同表现。急性充血性扁桃体炎,主要表现为扁桃体充血、肿胀、表面无脓性分泌物。急性化脓性扁桃体炎,则表现为扁桃体及腭弓明显充血,扁桃体肿大,有脓性分泌物。

● 常用疗法

扁桃体炎患者可以选用拔罐疗法,让患者取坐位并低头,在对大椎穴进行常规消毒后,用三棱针迅速点刺该穴,然后在其周围上、下、左、右0.5寸处各刺1针。最后在穴位局部用闪火法将玻璃火罐吸拔在大椎穴上,并留罐10~15分钟,以出血1~2毫升为度。这样的治疗每两日1次,3次为1疗程。

● 饮食疗法

鱼腥草粥:鱼腥草30克,大米100克,白糖少许。将鱼腥草放入锅中,加适量清水,浸泡5~10分钟后,用水煎,去渣取汁,加大米煮成粥,粥成后放入白糖调味服用。或者将鲜鱼腥草择洗干净,切细,待先把大米熬成粥再放入切细的鱼腥草,用白糖调味,再煮一二沸即可,每日1剂,连续服用3~5天。

扁桃体炎的中医疗法

拔罐疗法

让患者取坐位并低头，在对大椎穴进行常规消毒后，用三棱针迅速点刺该穴，然后在其周围上、下、左、右0.5寸处各刺1针。最后在穴位局部用闪火法将玻璃火罐吸拔在大椎穴上，并留罐10～15分钟，以出血1～2毫升为度。这样的治疗每两日1次，3次为1疗程。

背部对症取穴

大椎
位于颈部下端，第七颈椎棘突下凹陷处

肺俞
位于人体背部，当第三胸椎棘突下，左右旁开二指宽处

曲池
屈肘成直角，在肘横纹外侧端与肱骨外上髁连线中点处即是

刮痧疗法

身体正面对症取穴

鱼际
一手手掌轻握另手手背，弯曲大拇指，以指甲尖垂直下按第一掌骨桡侧中点的肉际即是

内庭
次趾与中趾之间，脚叉缝尽处的凹陷中

对症取穴

颈部：天突
上肢部：合谷、鱼际、少泽
下肢部：内庭

时间	运板	次数
20分钟	平刮法	50次

●中医专家教你的小窍门

搞好环境卫生，室内应光线充足，空气流通，保持适宜的温度和湿度。加强体育锻炼，尤其是在冬季，增强体质，加强身体对寒冷的适应能力，从而减少扁桃体发炎的机会。

注意劳逸结合，避免过度操劳。保持口腔清洁，可常用温盐水漱口。少吃辛辣刺激性食物，多吃蔬菜、瓜果。

94 口腔溃疡

> 复发性口腔溃疡，是口腔黏膜疾病中常见的溃疡性损害疾病，发作时疼痛剧烈，灼痛难忍。

● 病因病机

中医学认为本病是由于情志不遂、身体虚弱、外感六淫之邪，致使肝失条达、脾失健运、肝郁气滞、郁热化火、虚火上炎熏蒸于口而患病，长期的反复发作将直接影响患者整个机体的免疫功能，引起代谢紊乱，出现口臭、慢性咽炎、便秘、头痛、头晕、恶心、乏力、精力不集中、失眠、烦躁、发热、淋巴结肿大等全身症状，严重影响患者的工作、生活，甚至造成恶变或癌变。

● 诊断依据

1. 复发性口腔溃疡的典型表现是初起时有很细的小斑点，伴有灼热不适感，然后逐渐扩大为直径2～3毫米或更大的浅溃疡。溃疡微微有些凹陷，表面有一层淡的假膜覆盖，溃疡周围的黏膜由于充血而呈红晕状，灼痛明显。

2. 当溃疡伤口接触有刺激性食物时，疼痛更加剧烈。复发性口腔溃疡的发作有自限性和周期性，一般的复发性口腔溃疡如果不经特殊治疗7～10天可逐渐愈合，间歇期长短不等，几天到数月，此起彼伏。

● 常用疗法

口腔溃疡患者可以选用刮痧疗法，选取头部的承浆穴，背部的肝俞穴、胆俞穴，下肢的足三里穴、解溪穴，运用角刮法，每穴刮拭30次。

也可以选用耳压疗法，选取口、舌、神门、胃、皮质下、内分泌、肾上腺、脾、心对应的部位，每次选3~4穴，把王不留行贴压于所选穴位，每日用力按摩3次，每次10分钟，双耳交替治疗。

● 饮食疗法

川贝梨子汤：川贝母10克捣碎成末，梨2个，削皮切块，加冰糖适量，清水适量炖服。

菊花猪肝汤：猪肝1副，菊花30克（用纱布包好），共煮至肝熟，吃肝喝汤。

冰糖莲子汤：莲子30克（不去莲心），栀子15克（用纱布包扎），加适量冰糖，煎汤，吃莲子喝汤。

口腔溃疡的中医疗法

刮痧疗法

对症取穴
头部：承浆
背部：肝俞、胆俞
下肢部：足三里、解溪

时间	运板	次数
15分钟	角刮法	30次

背部对症取穴

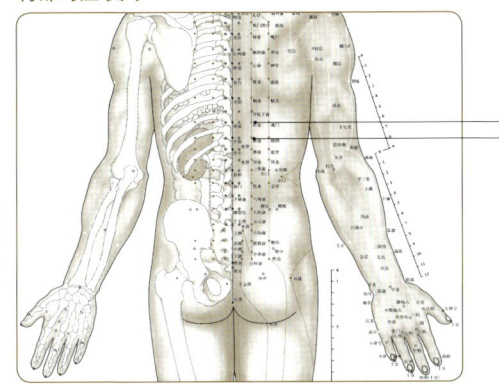

肝俞
背部，当第九胸椎棘突下，旁开1.5寸

胆俞
背部，第十胸椎棘突下，旁开1.5寸

耳压疗法

每次选3～4穴，把王不留行贴压于所选穴位，每日用力按摩3次，每次10分钟，双耳交替治疗。

对症取穴
口、舌、神门、胃、皮质下、内分泌、肾上腺、脾、心

● 中医专家教你的小窍门

注意口腔卫生，避免损伤口腔黏膜。加强体育锻炼，提高机体抵抗力。保持心情舒畅，乐观开朗，避免着急。

宜用清淡饮食，多吃新鲜蔬菜及水果，保持大便通畅，防止便秘。少吃辛辣肥甘厚腻食物，以减少口疮发生的机会。

生活起居规律，心情舒畅。保证充足的睡眠时间，避免过度疲劳。注意生活起居规律性和营养均衡性，戒除烟酒。

第十章 儿科疾病的中医疗法

婴幼儿的身体十分娇嫩，抵抗能力差，容易生病，而且婴幼儿生病之后大多抗拒打针、吃药，运用一些中医疗法治疗儿科疾病，可以免除打针、吃药之苦，而且毒副作用小。本章针对儿科疾病，提供了相应的小疗法，可以缓解、治疗小儿病痛。

DISHIZHANG

- 小儿咳嗽
  运用中医疗法，让宝宝更舒畅
- 小儿腹泻
  健脾祛湿，日常饮食起居常反思
- 小儿厌食
  对症按摩，调理脾胃
- 小儿夜啼
  健脾安神，夜晚顺畅入梦乡
- 小儿遗尿
  温肾固涩，减轻疲劳与压力
- 小儿便秘
  缓解小儿大便秘结不通、排便艰涩不畅
- 小儿疳积
  调理脾胃，改善小儿长期营养不良

本章看点

95 小儿咳嗽

> 外感咳嗽的小儿,咳嗽有痰、鼻塞、流涕、头痛。内伤咳嗽的患儿多是久咳,身体略发热,可能干咳少痰,可能咳嗽痰多、食欲不振、神疲乏力、形体消瘦。

● 病因病机

咳嗽是儿童常见的呼吸系统疾病之一。当呼吸道黏膜有炎症、受到异物、分泌物或过敏性因素等刺激时,即反射性地引起咳嗽。引起急性咳嗽,若不及时治疗,有可能会转为长期咳嗽,病症加重,并可能引发哮喘。

小儿脏腑娇嫩,外感、内伤等多种原因均易伤肺而导致咳嗽。外感风寒,肺气不宣;外感燥气导致气管干燥、咽喉不利,都可导致咳嗽。如果小儿平时就是体虚或肺阴虚损,肺气上逆,或者脾胃虚寒,内生痰湿也可引起咳嗽。

● 饮食疗法

山药粥:把山药去皮,切成小块放入食品粉碎机内,再加半碗水,将山药加工成稀糊状。然后倒入锅中,放火上烧,同时要不停地搅动,烧开即可,空腹时食用。

● 特效穴位

丰隆:属足阳明胃经的穴位,位于足外踝上8寸(大约在外膝眼与外踝尖的连线中点)处。

父母以食、中、无名三指指腹按压(中指用力),每日早晚各按一次,每次1~3分钟。

大杼:属足太阳膀胱经,在人体背部,当第一胸椎棘突下,旁开1.5寸。

父母举手抬肘,用中指指腹按压,每次左右各(或双侧同时)揉按1~3分钟。

风门:在第二胸椎棘突下,旁开1.5寸处,属于足太阳膀胱经的穴位。

父母举手抬肘,用中指指腹揉按穴位,每次左右各(或双侧同时)揉按1~3分钟。

廉泉:属任脉的穴位,在人体的颈部,当前正中线上,喉结上方,舌骨上缘凹陷处。

父母弯曲大拇指,由上往下,用指尖叩按下巴下穴位,有酸、麻、胀的感觉。每次用左右大拇指,各揉按1~3分钟,先左后右。

小儿咳嗽的中医疗法

按摩疗法

风寒咳嗽的患儿	可开天门、推坎宫、揉太阳、运耳后高骨,推攒竹、推三关各 200 次,掐揉二扇门、顺运内八卦各 100 次,清肺经、推揉膻中各 200 次,分推肩胛骨、揉乳旁、揉乳根、揉肺俞各 100 次
风热咳嗽的患儿	可开天门、推坎宫、揉太阳、运耳后高骨 200 次,清天河水、清肺经、推揉膻中、揉乳旁、揉乳根、揉肺俞各 200 次,运内八卦 100 次
痰湿咳嗽的患儿	可补脾经、补肺经、揉脾俞、摩中脘、按揉足三里各 200 次,按揉天突、推揉膻中、揉乳旁、揉乳根各 200 次,运内八卦 100 次
肺虚咳嗽的患儿	可补肺经、补肾经、推揉膻中、揉乳旁、揉乳根、按揉肺俞各 200 次,分推肩胛骨、运内八卦各 100 次,按揉天突 200 次

刮痧疗法

刮拭顺序

1 用面刮法,刮拭颈部的廉泉、天突、人迎

2 用角刮法,由上而下刮拭前胸的天突穴至膻中穴

3 用面刮法,从上而下刮拭肺俞

时间	运板	次数
20～30 分钟	面刮法、角刮法	20～30 次

胸部对症取穴

廉泉
当前正中线上,喉结上方,舌骨上缘凹陷处

天突
位于颈部中央,喉结靠下胸骨上方前的凹陷处

人迎
喉结部旁 1.5 寸,在胸锁乳突肌的前缘,颈总动脉之后

膻中
位于胸部,当前正中线上,平第四肋间,两乳头连线的中点

●中医专家教你的小窍门

注意小儿的保暖,预防风寒。让患儿适当休息,多饮开水。选用清淡多汁的蔬菜瓜果类或具有性凉清热、生津利咽作用的食物。

患儿咳嗽发作期间,忌食油腻荤腥或过咸过酸的食物。患儿居住的房间要注意通风,保持室内空气流通,避免煤气、烟尘等刺激。

96 小儿腹泻

腹泻是指大便增多、粪便稀薄、甚至泻出如水的一种疾病，发病原因主要是饮食不当、脾胃不和等因素，主要症状为腹泻和呕吐，严重的患儿可能会发生脱水和电解质紊乱。

● 病因病机

根据病因分为感染性和非感染性两种，发病年龄多在2岁以下，1岁以内者约占半数，夏秋季发病率最高，是我国儿童重点防治的疾病之一。

轻症小儿腹泻物呈稀糊状、蛋花汤样或水样，可有少许黏冻，但无脓血，每日数次到10多次。患儿大便前可能啼哭，似有腹痛状，亦可有轻度恶心呕吐。重症患儿一天可以腹泻10多次甚至20次及以上，同时伴有呕吐、高热、体倦、嗜睡等现象。

婴幼儿消化系统发育不成熟，分泌的消化酶较少，消化能力还比较弱，容易发生腹泻。再者，婴幼儿神经系统对胃肠的调节功能也比较差，所以，如果饮食稍有改变，比如对添加的辅助食物不适应、短时间添加的种类太多或者一次喂得太多、突然断奶，或者饮食不当，吃了不易消化的蛋白质食物，天气的突然变化，过冷或过热，都可引起幼儿腹泻。

● 饮食疗法

芹菜汤：选用5根芹菜，连根洗净切成2~3厘米长，倒入2杯水，熬煮至水变成一半为止。然后用纱布挤出芹菜汁喝。

● 特效穴位

天枢：属足阳明胃经的穴位，在中腹部，肚脐左右两侧三指宽处。

父母双手掌心向下，以食指、中指、无名指三个手指头垂直下按并向外揉压，施力点在中指指腹。每天早晚各按一次，每次揉按1~3分钟。

血海：属足太阴脾经穴位。屈膝，在大腿内侧，髌底内侧端上2寸处，当股四头肌内侧头的隆起处。

父母用大拇指垂直按压穴位，每天早晚各一次，每次左右穴位各按压3~5分钟。

小儿腹泻的中医疗法

按摩疗法

按摩手法
- 患儿正坐,横擦脾俞、胃俞、肾俞,以热为度
- 患儿仰卧,先摩中脘10分钟,接着摩腹10分钟
- 患儿俯卧,按脾俞、胃俞及大肠俞,以酸胀为度

刮痧疗法

刮拭顺序

1 用面刮法刮拭腹部气海、天枢穴

→

2 用面刮法刮拭小腿正前方的上巨虚穴

→

3 若患儿伴有发热症状可刮拭前臂阳面曲池穴、合谷穴

→

4 若患儿伴有湿重症状可刮拭小腿外侧阳陵泉穴

身体正面对症取穴

气海 位于体前正中线,脐下1.5寸

天枢 平脐中,距脐中2寸处

上巨虚 小腿前外侧,当犊鼻下6寸,距胫骨前缘一横指

时间	运板	次数
10～15分钟	面刮法	20～30次

●中医专家教你的小窍门

穴位按摩前,配合摩腹和揉脐,穴位按摩后对小儿进行捏脊按摩,治疗效果更好。

注意气候变化,适当加减衣着,避免幼儿着凉或者过热。注意小儿锻炼,增强幼儿体质,提高机体抵抗力。

母乳是六个月以内婴儿最健康的食物,所以最好是母乳喂养。断奶之前给幼儿喂食的辅助食物,要循序渐进、逐渐增加,使幼儿有适应的过程。

第十章 儿科疾病的中医疗法

97 小儿厌食

小儿厌食主要是因为饮食不当、家长喂养不当,让孩子养成了偏食的坏习惯。

● 病因病机

小儿损伤了脾胃或者食物过于油腻,积滞内停,郁久化热致湿热内蕴或大病之后脾胃气虚、脾虚失运,胃不思纳。孩子的症状主要表现为食欲不振而不欲纳食。

● 诊断依据

1. 年龄:14岁以下的男女儿童。
2. 厌食时间:6个月及6个月以上。
3. 食量:3岁以下儿童每天谷类食物摄取量不足50克,3岁以上儿童每天谷类食物摄取量不足75克,同时肉、蛋、奶等摄入也极少。
4. 营养调查:蛋白质、热量摄入量不足供给量标准的70%~75%,矿物质及维生素摄入量不足供给量标准的5%。
5. 生长发育:除遗传因素外,身高和体重均低于同龄正常平均水平;厌食期间身高、体重未增加。
6. 味觉敏锐度降低,舌菌状乳头肥大或萎缩。

● 饮食疗法

梨汁粥:鲜梨3个,粳米100克,将梨洗净,连皮切碎,加水适量,用文火煎煮30分钟,捞出梨块,加入淘洗干净的粳米,煮成粥食用。梨也可不去核,但要去籽,因为梨核营养和治疗功效也很强。

西红柿汁:西红柿数个。将新鲜西红柿洗净,入沸水中泡5分钟,取出剥去皮,包在干净的纱布内用力绞挤,滤出汁液,即可食用。此汁不宜放糖。

● 特效穴位

俞府:属足少阴肾经的穴位,在人体的上胸部位,人体前正中线左右三指宽处,锁骨正下方。

父母举双手,用大拇指指尖垂直揉按胸前两侧、锁骨下的穴位。每天早晚左右各(或双侧同时)揉按3~5分钟。

小儿厌食的中医疗法

按摩疗法

脾失健运的患儿	可补脾经、补胃经、按揉足三里、揉中脘各200次,运内八卦100次,摩腹、揉板门、推四横纹各200次,达到健脾和胃的目的
脾胃气虚的患儿	可补脾经、揉脾俞、揉胃俞、按揉足三里、摩腹、揉中脘各200次,运内八卦100次,捏脊5次,推三关、揉外劳宫、揉脐各200次,以健脾益气
胃阴不足的患儿	可补胃经、补脾经、揉胃俞、揉脾俞各200次

刮痧疗法

刮拭顺序

1 用垂直按揉法刮拭双手的四缝穴

2 用平面按揉法刮拭小腿阳面的足三里穴和足内侧面的公孙穴

时间	运板	次数
10~20分钟	面刮法	20~30次

腿脚部对症取穴

足三里 外侧膝眼下直下3寸,距胫骨前嵴一横指处

公孙 足部第一跖骨基底内侧前下方

●中医专家教你的小窍门

父母要给孩子做出好榜样。事实表明,如果父母挑食或偏食,则孩子多半也是个挑食者。

家长要注意引导。当孩子不愿吃某种食物时,父母应当有意识有步骤地去引导他们品尝这种食物,既不要无原则地迁就,也不要过分勉强。

家长要努力创造好的吃饭气氛。要使孩子在愉快的心情下进餐。不要使用补药和补品来弥补孩子营养的不足,要耐心讲解各种食品的味道来促进孩子进餐。

98 小儿夜啼

> 小儿每到夜间间歇啼哭或持续不已，甚至通宵达旦，而白天一切正常，就是夜啼，民间俗称"夜啼郎"。

● 病因病机

幼儿在饥饿、尿布潮湿、有便意、室温过高或过低、被子过厚、强大音响的刺激等情况下的啼哭，这些是生理性啼哭，家长不必过分担心，需要注意的是病理性夜啼。

先天不足、后天失调引起的脾寒，使患儿气血不通，入夜后腹痛而啼哭；患儿心热导致心火太盛，内热烦躁，不能安睡所以啼哭；母乳喂养或进食不节制，导致患儿乳食积滞，腹部胀痛不能安眠所以啼哭。

脾寒夜啼的患儿啼哭声软，用手按着腹部，手脚发冷，伴有腹泻；心热夜啼患儿面红耳赤，烦躁不安，哭声响亮，便秘，小便短黄；食积夜啼的患儿夜间阵发啼哭，腹部胀满，呕吐，大便酸臭。

● 小儿夜啼的预防

预防小儿夜啼要从孕期做起，孕妇应注意饮食清淡，营养均衡，不过食寒凉、燥热的食物。哺乳期间要注意保养，少吃辛辣肥腻、不易消化的食物。

治疗小儿夜啼最重要的是注意养成孩子日醒夜睡的习惯，白天尽量不要让小儿睡得太多。让宝宝临睡前解净小便，夜间少喂奶。小儿睡觉时要熄灯。

小儿如果每逢喝奶时或喝完奶后爱哭，排便稀软有酸臭味，很可能是胃肠道疾病所致；如果小儿有发烧现象，可能是由于感染体内有炎症所致。要到医院进行检查和寻找病因，从而可以进行对症治疗。

● 特效穴位

三阴交：属足太阴脾经经脉的穴位，在人体小腿内侧，足内踝上缘四指宽，踝尖正上方胫骨边缘凹陷中。

父母以大拇指指尖垂直按压穴位，每天早晚各一次，每次左右足各揉按1～3分钟。

小儿夜啼的中医疗法

按摩疗法

常用手法:清补脾经150次,揉外劳宫150次,运内八卦100次,按揉耳后高骨穴150次(双侧),揉百会100次,摩腹、揉中脘各100次。

若有便溏者为脾胃虚寒,应加推上三关100次;若兼烦躁不安,哭时面赤唇红者,为心经积热,应加清心经、清肝经各150次,揉掐五指节150次;若兼睡中惊惧,唇与面色乍青乍白者,应加捣小天心。每日推拿1次,4天为1个疗程。

刮痧疗法

刮拭顺序

1. 用面刮法刮拭脊背部的身柱穴

2. 用面刮法刮拭腹部的中脘穴

3. 用平面按揉法刮拭小腿正前方的足三里穴

身体正面对症取穴

中脘　前正中线上,脐中上4寸

足三里　外侧膝眼下直下3寸,距胫骨前嵴一横指处

时间	运板	次数
10～15分钟	面刮法	20～30次

●中医专家教你的小窍门

对于幼儿的夜啼,家长应仔细地观察护理。在排除了饥饿、尿布潮湿等生理性原因后,如果幼儿仍有夜啼,应请医生检查,找出原因给予治疗。

养成幼儿良好的睡眠习惯。夜间要保持环境安静平和,以免幼儿受到惊吓。孕妇和乳母不宜多吃寒凉或辛辣的食物。饮食温度适中,注意幼儿腹部保暖。

99 小儿遗尿

> 遗尿指的是在睡眠中不知不觉中小便，一般以 5～15 岁儿童较多见。孩子如果 5～6 岁以后还经常性尿床，每周两次以上并持续达六个月就是"遗尿症"。

●病因病机

遗尿又称"尿床"，指的是在睡眠中不知不觉中小便。轻则数夜一次，重则每晚遗尿数次，而且不容易叫醒，即使叫醒过来，也是迷迷糊糊。一般以 5～15 岁儿童较多见，但也有少数人一直到成年还继续遗尿。5 岁以下儿童有遗尿，不属病态。

患儿因为没有受到排尿训练，没有良好的夜间排尿习惯，所以容易发生夜间尿床。睡眠环境或气温的突然变化，小儿没有适应也可能发生遗尿。

●诊断依据

1. 体格检查。体格检查的重点是腹部的触诊，生殖器的检查，以及神经系统的检查，另外应观察脊柱下端外观有无小凹及皮肤异常，如病史中有排尿时的异常，还需观察儿童排尿情况，大多数遗尿症儿童在体格检查中无异常发现。

2. 实验室检查。应进行尿常规或尿培养检查以排除尿路感染、慢性肾脏疾病等，尿比重测定排除因血管加压素缺乏所致的遗尿，多数遗尿患儿的病因并不复杂，只有少数病例需要详细的检查。

●饮食疗法

猪肉黑豆羹：取猪肉 500 克，黑大豆 100 克，同煮烂食之。

鸡肠粉：取鸡肠 1 具，剖开洗净，焙干研成粉末，每日 2 次，每次 5～10 克，温开水送服。

小儿遗尿的中医疗法

按摩疗法

神阙穴是人体任脉上的重要穴位之一,它与人体的生命活动密切相关,经常按摩神阙穴,可以使人体真气充盈、精神饱满,并对腹痛肠鸣、水肿膨胀、泄痢脱肛、中风脱症等有独特的疗效。

家长用左手手掌掌心对准肚脐,覆盖在肚脐上,右手手掌覆盖于左手掌背,双手掌同时出力,揉按穴位,有酸痛感。每次左右手在下互换,各揉按1~3分钟。

神阙 在肚脐正中取穴即可

贴敷疗法

对症取穴
神阙、关元、中极

药物
菟丝子、金樱子、五味子、覆盆子、桑螵蛸、补骨脂、山茱萸、仙茅、益智仁各60克,丁香、肉桂30克,研末。

用法
取调匀的药末用酒精调成糊状,敷在穴位上,用胶布固定,20天一个疗程。

神阙 位于人体的腹中部,脐中央

关元 位于人体的下腹部,前正中线上,当脐中下3寸

中极 位于下腹部,前正中线上,当脐中下4寸

●中医专家教你的小窍门

白天应注意不要让孩子过度疲劳。要孩子养成睡觉之前排空小便再上床的习惯。鼓励孩子在排尿中间中断排尿,然后再把尿排尽,训练并提高孩子膀胱括约肌控制排尿的能力。

每日适当控制饮水,尤其晚饭前后少喝水。

100 小儿便秘

> 便秘是指大便秘结不通，排便时间延长，或想要大便而艰涩不畅的一种病症。具体症状为大便干硬难解，或隔2～3天甚至更长时间才排便一次。

●病因病机

多因饮食不当、乳食积滞、燥热伤胃等导致。一年四季均可发生，并不局限于干燥季节。

中医认为小儿便秘是由肝脾郁结、气滞不行和燥热内结、肠液干涸等原因所致。小儿因喝水太少，尤其夏天出汗多，肠内水分被吸收，可能致使大便太干燥而引起便秘。

营养不良、贫血、缺乏维生素B_1、运动量少导致腹肌无力、肠胃传送功能失常，也可使小儿便秘。食物过于精细、缺少纤维素，对肠壁刺激不够，也可以形成便秘。

小儿平时没有形成规律性的排便习惯，虽然有排便的感觉，可能由于贪玩而有意识地抑制便意，时间长了，排便的反射敏感度降低，堆积于肠内的大便被吸收更多水分导致便秘。

小儿便秘对患儿的生长发育影响较大，主要表现为大便干结、干燥难解，且伴有腹痛、腹胀等现象。小儿便秘可分为功能性便秘，多由进食过少、食物中纤维过少等饮食因素影响；习惯性便秘多由于经常控制排便而产生；器质性病变所致的便秘多由于直肠、或其他全身疾病所产生。

●饮食疗法

菜汁汤：鲜菠菜或白菜适量，煮汤饮用。

萝卜汁：红心萝卜用榨汁机取汁，把红心萝卜汁加适量白糖，共煮2～3分钟，温服。

松子仁粥：大米100克煮粥，熟前放入松子仁30克，煮至粥成，加糖调味给患儿食用。

杏仁羹：杏仁20克，山药50克，胡桃肉20克，蜂蜜适量。将前三味洗净去皮打碎和匀，加蜂蜜，加水适量煮沸服用。

小儿便秘的中医疗法

按摩疗法

实热便秘的患儿	可清大肠、退六腑、运内八卦各500次，按揉阳池300次，摩腹约5分钟，按揉足三里1分钟
虚寒便秘的患儿	可补脾经、清大肠、推三关各300次，按揉阳池、揉肾俞、捏脊、按揉足三里各1分钟

刮痧疗法

刮拭顺序

1 用面刮法从上到下、从内到外刮拭天枢、关元穴

2 用面刮法刮拭脊椎大肠俞、小肠俞

3 用面刮法刮拭足部公孙穴

时间	运板	次数
10～15分钟	面刮法	20～30次

天枢
腹中部，平脐中，距脐中2寸处

关元
人体关元穴位于下腹部，前正中线上，当脐中下3寸

●中医专家教你的小窍门

小儿应适当增加户外活动，增加抗病能力。培养小儿按时排便的习惯。

小儿便秘时应该多吃蔬菜水果。喝牛奶时可适量添加一些蜂蜜，帮助小儿润肠通便。

穴位按摩对治疗小儿便秘有很好的效果，如果再配合揉腹和捏脊的按摩，治疗效果更好。

101 小儿疳积

> 小儿疳积是一种常见病症，是指由于喂养不当，或由多种疾病的影响，使脾胃受损而导致全身虚弱、消瘦、面黄、发枯的慢性病症，即平常所说的营养不良，尤其多发于1～5岁儿童。

● 小儿疳积的预防

年龄较大的儿童辅食应控制巧克力、洋快餐、膨化食品、油炸食品等高蛋白、高脂肪、高热量食物，防止引起营养均衡失调。

喂养小儿要定质、定量、定时，纠正贪食、零食、偏食、饥饱不均等不良的饮食习惯。

对婴儿按时添加辅食，出生4～6月后的婴儿，即使母乳充足，也要有计划、有步骤地给小儿添加辅食，添加时应掌握先稀（菜汤、米汤、果汁）后干（奶糕、蛋黄）、先素（菜泥、豆制品）、后荤（鱼泥、肉末）、和先少后多的原则，在1～2岁选择适当的时间断奶。

经常带小儿到户外，呼吸新鲜空气，多晒阳光增强体质。

● 诊断依据

1. 恶心呕吐、不思饮食、腹胀腹泻。
2. 烦躁不安、哭闹不止、睡眠不实、喜欢俯卧、手足心热、口渴喜饮、两颧发红。
3. 小便混浊、大便时干时溏。
4. 面黄肌瘦，头发稀少，头大脖子细，肚子大，精神不振。

● 饮食疗法

山药粥：干山药片100克，小黄米100克，白糖适量。将米淘洗干净，与山药片一起碾碎，入锅，加水适量，熬成粥，加白糖调味，给小儿喂食。

鹌鹑蛋粥：鹌鹑蛋100克，粳米50克。将鹌鹑蛋洗净、煮熟、去壳，粳米洗净。将粳米煮粥，将熟时，下入鹌鹑蛋即可。每日2次，空腹服食，连服5日。

小儿疳积的中医疗法

拔罐疗法

先将罐吸拔在上脘穴上,施以单纯火罐法,留罐 5～10 分钟。随后用三棱针点刺四缝和鱼际两穴使其轻微出血。除此以外,也可以在患儿背部脊柱两侧采用走罐法,以皮肤潮红为标准。每日 1 次。

操作步骤

将罐吸拔在上脘穴上,留罐 5～10 分钟

用三棱针点刺四缝、鱼际至轻微出血

在膀胱经循行线上施以走罐法

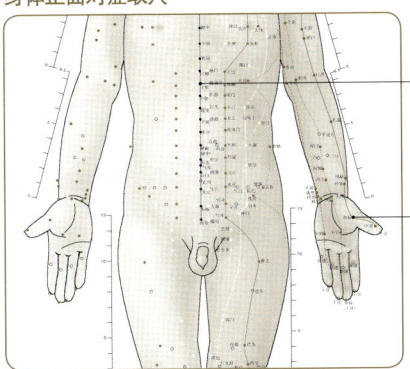

身体正面对症取穴

上脘
人体的上腹部,前正中线上,当脐中上 5 寸

鱼际
一手手掌轻握另手手背,弯曲大拇指,以指甲尖垂直下按第一掌骨桡侧中点的肉际即是

刮痧疗法

体身正面对症取穴

中脘
前正中线上,脐中上 4 寸

天枢
腹中部,平脐中,距脐中 2 寸处

足三里
外侧膝眼下直下 3 寸,距胫骨前嵴一横指处

对症取穴
背部:哑门、身柱
胸腹部:中脘、天枢
下肢部:足三里

时间	运板	次数
10～15 分钟	角刮法、面刮法	30 次

中医专家教你的小窍门

患此病的小儿平时要注意饮食平衡,不可挑食,吃饭不要太饱。另外,还要讲究饮食卫生,防止各种肠道传染病和寄生虫。

附录一　人体十二经络

手太阴肺经

手太阴肺经是一条与呼吸系统功能密切相关的经络,而且它还关系到胃和大肠的健康。本经所属腧穴主治有关"肺"方面所发生的病症,如咳、喘、咯血、咽喉痛等疾病,及经脉循行部位的其他病症。

中府穴
　　胸前壁的外上方,云门穴下1寸、前正中线旁开6寸,平第一肋间隙处。取穴施以点、按、揉法,可泻除胸中及体内的烦热,主治支气管炎、咳喘、心脏病、胸肺胀满、胸肌疼痛、肩背痛等病症

尺泽穴

孔最穴
　　该穴位于尺泽穴下约5寸处。取穴施以点、揉、捏法,可活血通窍、宣肺理气,主治肠炎、痔疮、热病、头痛、支气管炎、咽喉痛等病症

列缺穴

经渠穴

太渊穴

少商穴
　　双手拇指末节桡侧,距指甲角0.1寸处即是。取穴施以掐法,可清热宣肺,主治感冒、扁桃体炎、肺炎、呃逆、失眠、齿龈出血等病症

鱼际穴
　　手掌心朝上,在第一掌骨中点之桡侧,赤白肉的交际处。取穴施以点、揉、捏法,主治声带疾患、头痛、眩晕、咽炎、腹痛、脑充血、口干舌燥等病症

循行路线

　　此经脉始于中焦,属肺,络大肠,止于食指末端,脉气由此与手阳明大肠经相接。途经中府、云门、天府、侠白、尺泽、孔最、列缺、经渠、太渊、鱼际、少商各穴

手阳明大肠经

手阳明大肠经和肺经的关系非常密切，它是肺和大肠的保护者。《黄帝内经》上说："阳明经多气多血"，疏通此经气血，可以预防和治疗人体五官、呼吸系统、消化系统三方面的疾病。

迎香穴
位于人体面部鼻翼旁开约1厘米的皱纹中。取穴施以点、揉、掐法，主治各种鼻症及面部神经麻痹、面部痒肿等病症

肩髃穴
该穴位于人体肩峰与肱骨结节之间，肩部三角肌上部正中位置。取穴施以点、揉、掐法，主治肩胛关节炎、中风、偏瘫、高血压、手臂无力等病症

曲池穴
屈肘成直角，该穴位于肘横纹外侧端与肱骨外上髁连线中点处，即肘弯横纹尽头筋骨间的凹陷处。取穴施以点、揉、拨法，可清热解毒、凉血润燥，主治肩肘关节疼痛、感冒、扁桃体炎、急性胃肠炎等病症

下廉穴

阳溪穴

合谷穴

三间穴

商阳穴
在食指的桡侧，距离指甲角旁大约0.1寸处。取穴施以掐法，可清热宣肺，解毒利咽，主治胸闷、哮喘、咽炎、牙痛等病症

循行路线

此经脉起于食指末端，循行于上肢外侧的前缘，经过肩，进入锁骨上窝，联络肺脏，通过膈肌，入属大肠；又经颈部入下齿，过人中沟，止于鼻侧。途经商阳、二间、三间、合谷、阳溪、偏历、温溜、下廉、手三里、曲池、肘髎、臂臑、肩髃、巨骨、天鼎、扶突、迎香等20穴

足阳明胃经

足阳明胃经属于胃,络于脾,所以它和胃的关系最为密切,是关于消化系统的非常重要的经络,但同时也和脾有关,维系着人的后天之本。主治胃肠病、神志病和头、面、眼、鼻、口、齿的疾病,以及经脉循行部位的病症。

承泣穴

下关穴
　　人体的头部侧面,耳前一横指,颧弓下凹陷处,张口时隆起,闭口取穴。取穴施以点、揉、刮法,可消肿止痛、疏风通络、清热利窍,主治耳鸣、齿痛、口歪、面痛、眩晕等病症。

地仓穴

人迎穴

乳根穴
　　在人体胸部,乳头直下,乳房根部的凹陷处。取穴施以点、按、揉法,主治胸痛心闷、呃逆、乳痛、乳腺炎、乳汁不足等病症。

天枢穴

足三里穴
　　外膝眼下3寸,距胫骨前嵴一横指,当胫骨前肌上即是。取穴施以点、揉、掐法,可增强体力、消除疲劳、强壮神经、预防衰老,主治各类心血管疾病及肠胃疾病。

丰隆穴

内庭穴

厉兑穴
　　足第二指外侧,指甲根角旁约0.1寸。取穴施以掐法,可用于治疗鼻出血、牙痛、咽喉肿痛、失眠多梦等

循行路线

　　此经脉始于头部鼻旁,循行经额颅中部、颈部,进入锁骨上窝部,再向下经胸、腹、下肢以至足尖,是一条非常长的经脉。途经承泣、四白、地仓、颊车、下关、头维、人迎、水突、缺盆、乳中、乳根、滑肉门、天枢、归来、气冲、伏兔、犊鼻、足三里、丰隆、解溪、内庭、厉兑等45穴

足太阴脾经

足太阴脾经是阴经，跟脏腑联系最紧密，尤其是脾、胃和心，同时它也是治疗妇科病的首选经络。主治消化系统、妇科、前阴病及经脉循行部位的其他病症。

周荣穴
人体的胸外侧部，当第二肋间隙，距前正中线6寸。取穴施以点、按、揉法，可止咳平喘、生发脾气，主治咳嗽、气逆、胸肋胀满等病症

大包穴

大横穴
人体的腹中部，距脐中4寸。取穴施以点、按、揉法，主治便秘、腹胀、腹泻、小腹寒痛、四肢痉挛、肚腹肥胖等病症

血海穴

阴陵泉穴
人体小腿内侧，膝下胫骨内侧后下方的凹陷处即是，与阳陵泉穴相对。取穴施以点、揉、捏法，可理脾清热、行气制水、通阳化湿，主治腹胀、腹绞痛、肠炎痢疾、膝痛、尿潴留等病症

太白穴
位于足内侧缘，当第一跖骨小头后下方凹陷处，即脚的内侧缘靠近足大指处。取穴施以点、揉、掐法，可疏经理气，主治胃痛、腹胀、吐泻、便秘及各种脾虚病症

三阴交穴

公孙穴

隐白穴

循行路线

此经脉始于大趾末端，沿下肢内侧向上入腹，后从胃部分出支脉，通过膈肌，流注心中，接手少阴心经。途经隐白、太白、公孙、三阴交、阴陵泉、血海、府舍、大横、周荣、大包等21穴

附录一 人体十二经络

手少阴心经

手少阴心经属于心,因此和心脏有密切的关系,它是主宰人体的重要经脉。本经腧穴主治心、胸、神志及经脉循行部位的其他病症,如眼睛昏黄,胸胁疼痛,上臂内侧后边痛或厥冷,手掌心热等病症。

极泉穴
位于人体的两腋窝正中,在腋窝下的两条筋脉之间,腋动脉的搏动之处。取穴施以点、按、揉、弹、抠法,主治心肌炎、心绞痛、冠心病、心悸、心痛等各类心脏疾病以及肩臂疼痛、肩关节炎、上肢麻木等病症

青灵穴
人体手臂内侧,当极泉穴与少海穴的连线上,肘横纹上3寸处,肱二头肌的内侧沟中。取穴施以点、揉、拨法,可理气止痛,宽胸宁心,主治神经性头痛、胁痛、肩臂疼痛、心绞痛、肩胛及前臂肌肉痉挛等病症

少海穴

神门穴
该穴位于人体手腕关节部位,腕掌横纹尺侧端凹陷处。取穴施以点、揉、抠法,可宁心安神、疏通经络,主治心烦失眠、神经衰弱、癔病、心绞痛、糖尿病、高血压等病症

少府穴

少冲穴
小指末节桡侧,距指甲角0.1寸处即是该穴。取穴施以掐法,可以紧急救治中风猝倒和心脏病发作的病人,主治各种心脏疾患、热病昏迷、心悸、心痛、结膜炎、上肢肌肉痉挛等病症

循行路线

此经脉从心中开始,向下过膈至小肠,支系向上过咽至于目,由心过肺斜入腋下,沿上肢内侧后缘,向下出于小指末端,接手太阳小肠经。途经极泉、青灵、少海、神门、少府、少冲等9穴

手太阳小肠经

手太阳小肠经就如同拂去人体倦怠、痛楚等阴霾的清洁工，是具有宁心安神、舒筋活络功效的经络，按摩这些经穴可以疏通经气，缓解疲劳。本经所属腧穴主治耳聋、眼睛昏黄、面颊肿，颈部、颔下、肩胛、上臂、前臂的外侧后边痛等病症。

听宫穴
在耳屏正中前，张口后的凹陷处。取穴施以点、揉法，主治耳鸣、中耳炎、失声、牙齿疼痛、癫痫、心腹痛、三叉神经疼痛、头痛、目眩等病症

颧髎穴

肩中俞穴
位于人体背部，当第七颈椎棘突下，旁开2寸的位置即是。取穴施以点、揉、抠、拨法，可解表宣肺，主治支气管炎、哮喘、咳嗽、视力减退、肩背疼痛等病症

肩贞穴

小海穴

养老穴
屈肘，手掌心向胸，尺骨小骨桡侧缘上方凹陷中。取穴施以点、掐法，可调气活血、舒筋散寒、通络止痛，主治目视不清，肩背肘臂等部位酸痛及呃逆、落枕、腰痛等病症

后溪穴

阳谷穴

少泽穴
人体小指末节尺侧，距指甲角旁0.1寸即是。取穴施以掐法，主治头痛、咽喉肿痛、肋间神经痛等病症

循行路线

此经脉起于手小指尺侧端，沿上肢外侧后缘向上，由肩胛冈入锁骨窝向下过心、胃抵于小肠，支系由肩后向上到达颧部，与足太阳膀胱经相接。途经少泽、前谷、后溪、腕骨、阳谷、养老、支正、小海、肩贞、臑俞、天宗、秉风、曲垣、肩外俞、肩中俞、颧髎、听宫各穴

足太阳膀胱经

足太阳膀胱经主管营运人体中宝贵的体液，作为体内排毒的主干道，它关系到全身各处的通畅与健康。本经腧穴主治泌尿生殖系统、精神神经系统、呼吸系统、循环系统、消化系统的病症及本经循行部位的病症。

睛明穴
双目之内眦内上方约0.1寸的凹陷处即是该穴。取穴施以点、按、揉法，对眼睛具有镇痛、消肿、止泪、止痒的作用，能令眼睛明亮，主治假性近视、散光、花眼等病症

风门穴
位于人体的背部，当第二胸椎棘突下，旁开1.5寸处即是。取穴施以点、按、揉法，可宣通肺气、调理气机，主治感冒发热、咳嗽、恶寒、支气管炎等病症

委中穴
人体大腿后，膝盖里侧的中央位置即是。取穴施以点、按、揉法，可通络止痛，主治腰腿无力、腰背疼痛、急性胃肠炎、小腿疲劳、腓肠肌痉挛等病症

天柱穴
合阳穴
承山穴
昆仑穴
至阴穴

循行路线

此经脉起于内眼角睛明穴，上行至百会穴，支系旁开连于耳上角，直行支系向下沿头、颈、背后侧抵于肾，分支一系沿腰向下经臀至于腘中；另一支由肩胛向下沿背、下肢后侧络于腘中。两个支脉汇合向下过踝循足外侧止于足小指端至阴穴。途经睛明、眉冲、曲差、五处、承光、通天、攒竹、天柱、大杼、风门、会阳、承扶、殷门、委中、承筋、承山、飞扬、昆仑、申脉、至阴等67穴

足少阴肾经

足少阴肾经是人体的先天之本，肾脏主管骨骼、生殖与人体生长发育，而足少阴肾经决定着肾脏气血的通畅，周始往复就如同一眼幸福长寿的不老泉。本经主要治疗妇科、前阴、肾、肺、咽喉病症，如月经不调、小便不利等以及经脉循行部位的病变。

俞府穴

商曲穴

气穴

横骨穴

神封穴
在人体的胸部，当第四肋间隙，前正中线旁开2寸处。取穴施以点、按、揉法，可降浊升清，主治咳嗽、气喘、呕吐、不嗜饮食等病症

肓俞穴
在人体腹中部，当脐中旁开0.5寸处即是该穴。取穴施以点、按、揉法，可清热理气，主治胃痉挛、习惯性便秘、肠炎等病症

筑宾穴
人体的小腿内侧，当太溪穴和阴谷穴的连线上，太溪穴上5寸处，腓肠肌肌腹的内下方。施以点、揉、拿法，可散热降温、排出毒素，主治癫痫、肾炎、盆腔炎、小腿内侧痛等病症

太溪穴
足内侧，内踝后方与脚跟骨筋腱之间的凹陷处即是。取穴施以点、揉法，可补肾益气，主治肾炎、月经不调、胸闷、齿痛等病症

循行路线

此经脉起于足底涌泉穴，由足内踝向上沿下肢内侧后缘抵于尾骨端下的长强穴，贯脊柱络于膀胱，分支由肾向上过肝、横膈入肺，穿喉抵于舌根两旁；另旁系分支出于肺络于心，流注于胸。途经涌泉、太溪、复溜、筑宾、横骨、大赫、气穴、肓俞、商曲、腹通谷、神封、俞府等27穴

手厥阴心包经

手厥阴心包经是心脏的保护神，能够代心受过，替心承受侵袭。此经穴可主治胸部、心血管系统、精神神经系统和本经经脉所经过部位的病症，如心痛、心悸、心胸烦闷、癫狂、呕吐、热病、疮病及肘臂挛痛等。

天泉穴
人体上臂前内侧，腋前纹头向下2寸的位置。取穴施以点、揉法，可通络止痛，主治心绞痛、肋间神经痛、膈肌痉挛、咳喘等病症

曲泽穴
该穴位于人体肘横纹中当肱二头肌腱的尺侧缘。取穴施以点、揉法，可清烦热，主治心痛、心悸、心神昏乱、烦渴口干、中暑等病症

天池穴

郄门穴

内关穴

大陵穴
人体的腕掌横纹中点处，当掌长肌腱与桡侧腕屈肌腱之间。取穴施以点、揉、掐法，可清心降火、清除口臭，主治头痛、失眠、心胸痛、心悸、胃炎、精神病、腕关节及周围软组织疾患等病症

中冲穴

劳宫穴
该穴位于人体的手掌心，握拳屈指时当中指端所指处即是。取穴施以点、揉、掐法，主治手掌搔痒、中风昏迷、中暑、心绞痛、呕吐、癔病、手指麻木等病症

循行路线

此经脉起始于胸腔，浅出属于心包，通过膈肌，经历胸部、上腹和下腹，散络上、中、下三焦，分支出于胸过于胁肋，经腋下沿上肢内侧中线至掌中，抵中指指端，掌中另出分支抵至无名指指端。途经天池、天泉、曲泽、郄门、间使、内关、大陵、劳宫、中冲各穴

手少阳三焦经

手少阳三焦经又可称为"耳脉",仿佛人体体侧形影相随的忠实守护者,统领着体内的水谷运化、气血循行。本经穴主治人体眼耳、面部、喉咙、肩臂以及与"气"相关的疾病。

丝竹空穴

角孙穴

颅息穴
头部沿耳轮连线的上、中1/3交点处。取穴施以点、揉法,可通窍聪耳、泄热镇惊

肩髎穴

消泺穴

支沟穴
人体的前臂背侧,当阳池穴与肘尖的连线上,腕背横纹上3寸,尺骨与桡骨之间。取穴施以点、揉、掐法,主治便秘、肩臂痛等病症

液门穴

关冲穴
人体的手环指末节尺侧,距指甲角0.1寸。取穴施以掐法,主治口干、头痛、颊肿、前臂神经痛等病症

阳池穴
该穴位于人体的手腕部,腕背横纹上,前对中指和无名指的指缝,当指总伸肌腱的尺侧缘凹陷处即是。取穴施以点、揉、捏、掐法,主治妊娠呕吐、耳鸣、咽喉肿痛、肩臂疼痛等病症

循行路线

此经脉起始于无名指末端的关冲穴,上行小指与无名指之间,沿手背出于前臂伸侧两骨之间,向上通过肘尖,沿上臂外侧,再向上通过肩部,进入缺盆穴,分布于膻中;分支由膻中向上,经锁骨、颈侧抵于耳后,一支绕耳上循面颊至眼眶下,另一支穿耳斜上行至外眦。途经关冲、液门、阳池、支沟、三阳络、天井、消泺、臑会、肩髎、翳风、颅息、角孙、丝竹空等23穴

足少阳胆经

足少阳胆经在我们身体里循行的路线较为绵长、复杂，作为掌管人体中精之府的首席管家，沿其经络循行的刺激能够改善体内气血的顺畅运行，主治胸胁、肝胆病症、热性病、神经系统病症和头侧部、眼、耳、咽喉病症，以及本经脉所经过部位的病症。

瞳子髎穴
眼外角外侧1厘米，在眼眶骨外缘的凹陷中即是该穴。取穴施以点、掐法，主治头痛、三叉神经痛、颜面神经痉挛及多数眼部疾病

目窗穴

天冲穴

风池穴

肩井穴
大椎与肩峰端连线的中点，也就是乳头正上方与肩线的交接处即是该穴。取穴施以点、揉、拿法，主治肩背痹痛、乳腺炎、神经衰弱、脚气等病症

环跳穴

风市穴
人体大腿外侧的中线上，当腘横纹上7寸，或者直立垂手时，中指尖所在的部位。取穴施以点、揉、拨法，可祛风湿、利关节，主治脚痛、腿膝酸痛等病症

足窍阴穴
位于足的第四指末节外侧，距趾甲角0.1寸。取穴施以掐法，可泄热、通窍，主治偏胸胁痛、足跗肿痛、多梦、热病等病症

循行路线
此经脉起始于外眼角，沿人体耳、头、颈及肢体两侧向下，经足外踝抵于足第四指外侧的足窍阴穴。途经瞳子髎、天冲、阳白、目窗、风池、肩井、环跳、风市、阳陵泉、足窍阴等44穴

足厥阴肝经

足厥阴肝经循行的路线不长,穴位不多,但是作用一点也不小,可以说是体内气血调理、治病祛疾的一把金钥匙,主治胸胁、肝胆病症、热性病、神经系统病症和头侧部、眼、耳、咽喉病症,以及本经脉所经过部位的病症。

期门穴
人体的胸部,乳头直下,与巨阙穴齐平。取穴施以点、揉法,可疏肝利气、化积通瘀,主治肋间神经痛、肝炎、胆囊炎、胸胁胀满等病症

章门穴

阴廉穴
人体大腿内侧,当气冲穴直下2寸,大腿根部,耻骨结节的下方,长收肌外缘。取穴施以点、揉法,可调经止带、通利下焦,主治月经不调、赤白带下、阴部瘙痒、腰腿疼痛、下肢痉挛等病症

足五里穴
大腿内侧,当气冲直下3寸,大腿根部,耻骨结节的下方,长收肌的外缘。取穴施以点、揉、拨法,可行气提神、通利水道

曲泉穴
人体膝内侧,屈膝,当膝关节内侧端,股骨内侧髁的后缘,半腱肌、半膜肌止端的前缘凹陷处。取穴施以点、揉、掐法,主治月经不调、痛经、白带、阳痿、头痛目眩、膝髌肿痛等病症

中封穴

太冲穴

循行路线

此经脉起于脚大指外侧趾甲边缘,经足内踝、下肢内侧向上,绕阴器过小腹,夹胃属肝络胆,经咽喉上联目系,上行出于额部,与督脉会于巅顶部。途经大敦、太冲、中封、曲泉、足五里、阴廉、章门、期门等14穴

督脉

督脉是人体奇经八脉之一，总督一身之阳经，六条阳经都与督脉交会于大椎。督脉有调节阳经气血的作用，故称为"阳脉之海"，主生殖功能，特别是男性生殖功能。该经脉发生病变，主要表现为脊柱强直、头重痛、项强、眩晕、癫痫、癃闭、痔疾等。

神庭穴
位于人体的头部，当前发际正中直上0.5寸即是。取穴施以点、按、揉法，主治头晕眼花、失眠等病症

水沟穴
人体上唇上中部，人中沟的上1/3与中1/3的交点。取穴施以掐法，可开窍清热、宁神利腰，主治休克、昏迷、中暑等病症

百会穴

风府穴

哑门穴

大椎穴
位于人体的颈部下端，第七颈椎棘突下凹陷处即是。取穴施以点、按、揉法，可解表通阳、清脑宁神

身柱穴

命门穴
位于人体腰部的后正中线上，肚脐的正后方，第二腰椎棘突下凹陷处。取穴施以点、按、揉法，可固本培元，主治头痛、腰痛、腰扭伤、坐骨神经痛、阳痿、月经不调等病症

长强穴
位于人体的尾骨端下，当尾骨端与肛门连线的中点处。取穴施以点、揉、抠法，可通任督、调肠腑，促进直肠收缩，主治便秘、腹泻、痔疮、阳痿、癫痫等病症

循行路线

督脉起于胞中，下出会阴，后行于腰背正中，循脊柱上行，经项部至风府穴，进入脑内，再回出上至头项，沿头部正中线，经头顶、额部、鼻部、上唇，到唇系带处。途经长强、命门、身柱、大椎、哑门、风府、百会、神庭、水沟等28穴

任脉

任脉是人体的奇经八脉之一,它与全身所有阴经相连,身体的精血、精液都由任脉所主,也被称为"阴脉之海"。其病症即以下焦、产育为主,任脉主治遗尿、遗精、腹胀痛、胃痛、呃逆、舌肌麻痹、各种疝气病、带下、女子小腹结块等病症。

承浆穴

廉泉穴

膻中穴 人体的胸部,前正中线上,两乳头之间连线的中点即是该穴。取穴施以点、按、揉、推法,可调气降逆、宽胸利膈,主治支气管哮喘、心悸、心烦、乳腺炎、肋间神经痛等病症

上脘穴 人体上腹部,前正中线上,当脐中上5寸。取穴施以点、按、揉法,可和胃降逆、化痰宁神

神阙穴

关元穴

阴交穴 人体的下腹部,前正中线上,当脐中下1寸。取穴施以点、按、揉法,可调经固带、利水消肿

中极穴 该穴位于人体下腹部前正中线上,当脐中下4寸处。取穴施以点、按、揉、颤法,可助气化、调胞宫、利湿热,主治遗精、阳痿、早泄、月经不调、痛经、子宫脱垂等病症

会阴穴 在肛门和阴囊根部(女性是大阴唇后联合)连线的中点处。取穴施以按、揉法,可醒神镇惊、通调二阴,主治溺水窒息、生殖器官类疾病

循行路线

此经脉起始于胞中,下出会阴,经阴阜,沿腹部和胸部正中线上行,经过咽喉,到达下唇内,环绕口唇,并向上分行至两目下。途经会阴、曲骨、中极、关元、气海、阴交、神阙、下脘、中脘、上脘、巨阙、膻中、璇玑、天突、廉泉、承浆等24穴

附录二　中医疗法常用特效穴位

关元穴

关元穴又称丹田，关，关卡的意思；元，元首的意思；"关元"指的是任脉气血中的滞重水湿在此处不得上行。推拿这个穴位，有培肾固本、调气回阳的作用，能够治疗阳痿、早泄、月经不调、崩漏、带下、不孕、子宫脱垂、闭经、遗精、遗尿、小便频繁、小便不通、痛经、产后出血、小腹痛、腹泻、腹痛、痢疾、完谷不化等症状；长期推拿这个穴位，对全身衰弱、尿路感染、肾炎、疝气、脱肛、中风、尿道炎、盆腔炎、肠炎、肠粘连、神经衰弱、小儿消化不良等疾病，都有很好的疗效，而且有调理、改善的功能。

精确取穴

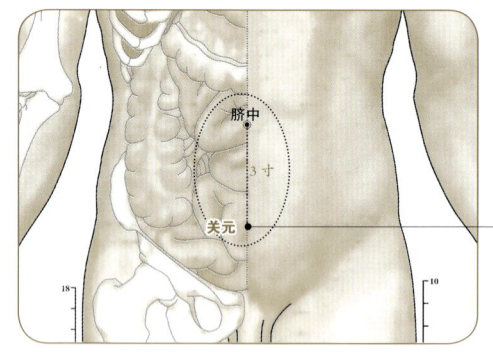

人体关元穴位于下腹部，前正中线上，当脐中下3寸

取穴技巧

功用　募集小肠经气血、传导任脉水湿。

配伍治病

中风脱证： 关元配气海、肾俞和神阙。

虚劳、里急、腹痛： 关元配足三里、脾俞和公孙。

正坐，双手置于小腹，掌心朝下，左手中指指腹所在位置的穴位即是

自我按摩

以左手中指指腹按压穴位，另手中指指腹按压左手中指指甲上，同时用力按揉穴位，有酸胀的感觉。每次左右手中指在下，各按揉1~3分钟，先左后右。

程度	中指压法	时间/分钟
重		1~3

神阙穴

神阙穴是人体任脉上的重要穴位之一，与人体的生命活动密切相关，是人体的长寿大穴。神，尊、上、长的意思，这里指父母或先天；阙，牌坊的意思。"神阙"的意思是指先天或前人留下的标记。推拿这个穴位，有温阳固脱、健运脾胃的作用，对小儿泻痢有特效；能够治疗急慢性肠炎、痢疾、脱肛、子宫脱垂、水肿、中风、中暑、不省人事、肠鸣、腹痛、泻痢不止等疾病。

精确取穴

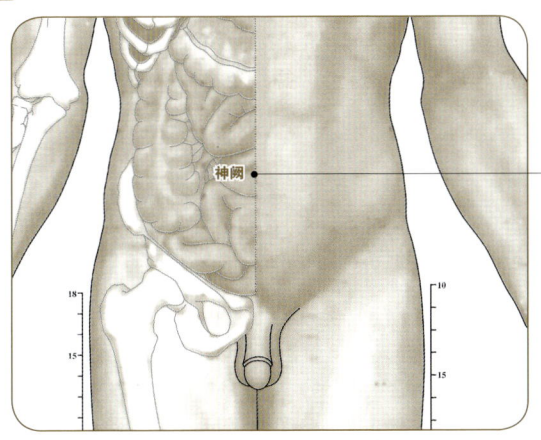

该穴位于人体的腹中部，脐中央

取穴技巧

功用 温阳固脱、健运脾胃。

配伍治病

泻痢便秘、绕脐腹痛：神阙配公孙、水分、天枢和足三里。

脱肛、小便不禁：神阙配长强、气海和关元。

在肚脐正中取穴即可

自我按摩

用左手手掌，掌心对准肚脐，覆盖在肚脐上，右手手掌，覆盖于左手掌背，双手掌同时出力，按揉穴位，有酸痛感。每次左右手在下互换，各按揉1~3分钟。

程度	全手压法	时间/分钟
轻		1~3

大椎穴

大,多的意思;椎,锤击之器,这里指穴内的气血物质实而非虚。"大椎"的意思是指手足三阳的阳热之气由此处汇入本穴,并与督脉的阳气上行头颈。推拿这个穴位,有解表通阳、清脑宁神的作用,能够快速退烧;治疗感冒、肩背痛、头痛、咳嗽、气喘、中暑、支气管炎、湿疹、血液病等疾病;坚持长期推拿和针灸这个穴位,还能够有效治疗体内寄生虫、扁桃体炎、尿毒症等。

精确取穴

大椎穴位于人体的颈部下端,第七颈椎棘突下凹陷处

取穴技巧

正坐或俯卧,伸左手由肩上反握对侧颈部,虎口向下,四指扶右侧颈部,指尖向前,大拇指腹所在位置的穴位即是

功用 解表通阳。

配伍治病

虚损、盗汗、劳热:大椎配肺俞。
预防流脑:大椎配曲池。

自我按摩

大拇指指尖向下,用指腹(或指尖)按揉穴位,有酸痛、胀麻的感觉。每次左右各按揉1~3分钟,先左后右。

程度	拇指压法	时间/分钟
轻		1~3

身柱穴

身，身体的意思；柱，支柱的意思；"身柱"的意思是指督脉气血在此处穴位吸热后，化为强劲饱满之状，如同身体坚实的支柱。经常推拿这个穴位，对气喘、感冒、咳嗽、肺结核，以及因为咳嗽导致的肩背疼痛等疾病，具有特殊的疗效；还能够有效治疗虚劳喘咳、支气管炎、肺炎、百日咳，并且对疔疮肿毒还具有非常明显的效果；长期按压这个穴位，对脊背强痛、小儿抽搐、癫病、热病、中风不语等病症，具有很好的调理和保健作用。

精确取穴

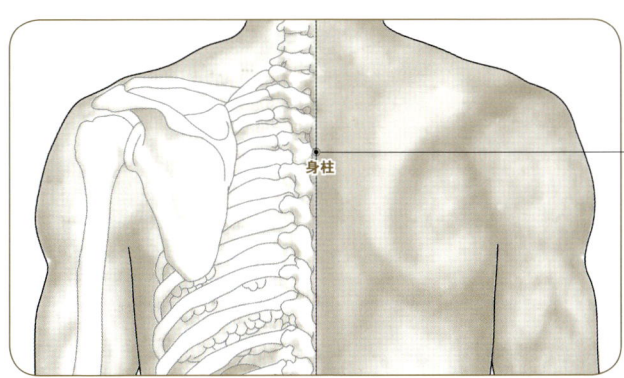

人体身柱穴位于背部，当后正中线上，第三胸椎棘突下凹陷中

取穴技巧

正坐或俯卧，伸左手由肩上尽力向后，中指指尖所在的位置即是

功用 宣肺清热。

配伍治病

癫痫：身柱配水沟、内关、丰隆和心俞。

肺热、咳嗽：身柱配风池、合谷和大椎。

自我按摩

把食指叠加在中指指背上一起用力按揉穴位，有刺痛的感觉。每次左右手各按揉3~5分钟，先左后右。

程度	中指折叠法	时间/分钟
重		3~5

附录二 中医疗法常用特效穴位

图书在版编目（CIP）数据

小治法大疗效速查手册/《健康大讲堂》编委会主编. —哈尔滨：黑龙江科学技术出版社，2014.6
ISBN 978-7-5388-7910-0

Ⅰ.①小… Ⅱ.①健… Ⅲ.①常见病－防治－手册 Ⅳ.①R4-62

中国版本图书馆CIP数据核字（2014）第122084号

小治法大疗效速查手册
XIAOZHIFA DALIAOXIAO SUCHA SHOUCE

主　　编	《健康大讲堂》编委会
责任编辑	关士军
封面设计	吴展新
出　　版	黑龙江科学技术出版社
	地址：哈尔滨市南岗区建设街41号　邮编：150001
	电话：(0451)53642106　传真：(0451)53642143
	网址：www.lkcbs.cn　　　　www.lkpub.cn
发　　行	全国新华书店
印　　刷	深圳市雅佳图印刷有限公司
开　　本	711mm×1016mm　1/16
印　　张	16
字　　数	200千字
版　　次	2014年9月第1版　2014年9月第1次印刷
书　　号	ISBN 978-7-5388-7910-0/R・2336
定　　价	29.80元

【版权所有，请勿翻印、转载】